Des mêmes auteurs, aux éditions Leduc.s

Mes petites recettes magiques cétogènes, 2017
Mes programmes cétogènes, 2017

Relecture-correction : Marjolaine Revel
Maquette : Sébastienne Ocampo
Illustrations : Fotolia

29 boulevard Raspail
75007 Paris – France
ISBN : 979-10-285-0493-9
ISSN : 2425-4355

C'EST MALIN
GRAND FORMAT

OLIVIA CHARLET ALIX LEFIEF-DELCOURT

MINCE ET EN BONNE SANTÉ GRÂCE AU FASTING

LA MÉTHODE DE JEÛNE INTERMITTENT POUR MINCIR SANS EFFET YO-YO ET ÊTRE EN PLEINE FORME

LEDUC.S ÉDITIONS

SOMMAIRE

INTRODUCTION 7

PARTIE 1. LES GRANDS PRINCIPES DU FASTING : POURQUOI ET COMMENT PRATIQUER LE JEÛNE INTERMITTENT ? 9

1. MANGER MOINS ET MOINS SOUVENT POUR ÊTRE EN MEILLEURE SANTÉ 11
2. QU'EST-CE QUE LE FASTING ? 19
3. COMMENT LE FASTING AGIT SUR NOTRE PRODUCTION D'ÉNERGIE 39
4. COMMENT LE FASTING AGIT SUR NOTRE ÉQUILIBRE HORMONAL 47
5. LES BIENFAITS DU FASTING AU QUOTIDIEN 61
6. LES BIENFAITS DU FASTING SUR LES MALADIES LES PLUS COURANTES 75

PARTIE 2. LE FASTING EN PRATIQUE 99

1. LES INFOS ESSENTIELLES À CONNAÎTRE AVANT DE COMMENCER UN JEÛNE INTERMITTENT 103
2. QUE MANGE-T-ON AVANT ET APRÈS LE JEÛNE ? 121

PARTIE 3. PROGRAMMES SUR MESURE ET RECETTES SPÉCIALES JEÛNE INTERMITTENT 157

1. VOS 4 PROGRAMMES DE JEÛNE INTERMITTENT 161
2. LES RECETTES POUR ACCOMPAGNER VOTRE JEÛNE INTERMITTENT 189

RESSOURCES 241

ANNEXE 245

TABLE DES MATIÈRES 247

INTRODUCTION

Le jeûne intermittent, aussi appelé *intermittent fasting* ou tout simplement *fasting*, est une méthode qui consiste à alterner les périodes où l'on mange et celles où l'on ne mange pas (la période d'« abstinence » dure au moins 13 heures).

Cette pratique fait aujourd'hui l'étude de nombreuses recherches scientifiques. Si les vertus du jeûne prolongé (sur plusieurs jours) commencent à être bien connues, celles du jeûne intermittent n'en sont pas moins prometteuses. Bien menée, couplée à une alimentation pauvre en glucides et riche en lipides (mais

attention, pas n'importe lesquels !), aussi appelée alimentation LCHF pour *low carb high fat* (un peu de glucides, beaucoup de lipides), cette pratique serait une voie d'avenir pour en finir avec l'obésité, le diabète, les troubles cardiovasculaires, les maladies neurodégénératives, les maladies inflammatoires ou encore les pathologies auto-immunes.

Il est important de souligner que, pour être efficace, la pratique du jeûne doit s'inscrire dans une remise à plat de nos habitudes alimentaires. Voilà pourquoi, au-delà des explications purement liées aux bienfaits du jeûne intermittent, ce guide vous invite à modifier la façon dont vous mangez. Car, bien plus que son apparente simplicité, la pratique du jeûne intermittent remet en question la façon dont nous nous alimentons aujourd'hui.

Et si nous avions tout intérêt à manger moins, moins souvent et mieux pour préserver notre ligne et notre santé ? Assurément oui !

1

LES GRANDS PRINCIPES DU FASTING : POURQUOI ET COMMENT PRATIQUER LE JEÛNE INTERMITTENT ?

Le principe de base du jeûne intermittent est simple : prévoir, dans sa journée ou sa semaine, des phases où l'on ne mange pas. Quel est le but de cette méthode et comment l'intégrer dans son quotidien ?

Dans cette partie, découvrez tout sur le jeûne intermittent, ainsi que nos conseils pratiques et astuces pour une mise en route facile et progressive afin de prendre votre santé en main !

Chapitre 1

Manger moins et moins souvent pour être en meilleure santé

L'idée du jeûne est souvent associée à celle de privation, et donc de frustration.

Et si l'on apprenait à voir les choses autrement ? L'idée du jeûne n'est pas de s'empêcher de manger, mais de manger moins et moins souvent pour en réalité mieux manger et rendre à notre alimentation sa juste place.

LA FRUGALITÉ, CLÉ DE LA LONGÉVITÉ

Vous avez sûrement déjà entendu un jour cette phrase : « Il faut manger pour vivre, et non pas vivre pour manger ». Il est indispensable de se nourrir, pour apporter de l'énergie à son corps, **mais point trop n'en faut.**

Manger mieux et en toute conscience

Dans notre société de (sur)consommation actuelle, on se nourrit souvent comme on consomme tous les autres produits de notre quotidien : de façon machinale, sans conscience, sans en avoir un besoin vital, sans faim, par plaisir plus que par nécessité. La nourriture, comme tous les produits de consommation, est devenue sacrée, recherchée, attendue, fantasmée, à tel point qu'elle en devient parfois un plaisir obsessionnel, voire une addiction. **Ce qui a de nombreuses conséquences néfastes sur l'équilibre de notre flore bactérienne et sur l'état de nos cellules, notamment celles de notre système nerveux.**

L'idée n'est pas de dire qu'il faut en finir avec tout cela et qu'il ne faut plus prendre de plaisir à manger, mais de proposer une alternative : **moins manger pour se nourrir mieux, moins manger pour retrouver le plaisir de se nourrir**. C'est le principe de la frugalité : on peut faire tout aussi bien avec moins. Résultat : on consomme/on mange moins, mais on consomme plus judicieusement, avec soin, en profitant davantage de ce que l'on consomme, en toute conscience, et avec des bénéfices conséquents (sur sa santé, sur l'environnement, sur son portefeuille aussi...).

Moins de calories, plus d'espérance de vie !

Le jeûne, s'il est bien mené (il ne s'agit pas de compenser en mangeant deux fois plus aux repas !) permet d'aboutir à une restriction des apports caloriques. Or, on sait aujourd'hui que c'est **l'une des clés pour vivre plus longtemps et en meilleure santé**. Depuis les années 1930, les scientifiques s'intéressent aux liens entre restriction calorique et espérance de vie. À l'époque, une étude[1] menée sur des rongeurs a montré qu'en réduisant de

50 % leurs apports caloriques, il était possible d'augmenter de 50 % leur durée de vie (à condition, bien sûr, de maintenir un apport optimal en nutriments). Une autre étude[2], menée sur des groupes de singes pendant plus de vingt ans par des chercheurs du Wisconsin National Primate Research Center, a montré que le groupe qui recevait 30 % de calories en moins était en bien meilleure santé que l'autre et vivait plus longtemps.

Et sur l'homme ? Le professeur Valter Longo, directeur de l'Institut de longévité de l'université de Californie du Sud, et son équipe ont démontré récemment que le jeûne permet l'augmentation de l'expression d'une protéine (neurogénin-3) qui favorise la production de cellules saines[3]. Selon eux, **jeûner pendant 4 jours** (en suivant un jeûne hydrique, nous le verrons p. 20) **peut régénérer l'ensemble du système immunitaire.** Ce même professeur a d'ailleurs fait de nombreux travaux sur les bénéfices du jeûne dans le traitement du cancer. En 2014, il a aussi publié une étude[4] menée sur plus de 6 000 adultes montrant que plus on mange de protéines, plus les niveaux d'IGF-1 circulant dans le sang sont élevés et plus la croissance de tumeurs cancéreuses peut s'accélérer.

D'autres recherches[5] encore ont mis en évidence la capacité du jeûne à activer des processus cellulaires d'adaptation, entraînant une **amélioration de la fonction des mitochondries** (production d'énergie), une **réparation de notre ADN** et une **augmentation des capacités de nettoyage du corps** (par autophagie, voir p. 65).

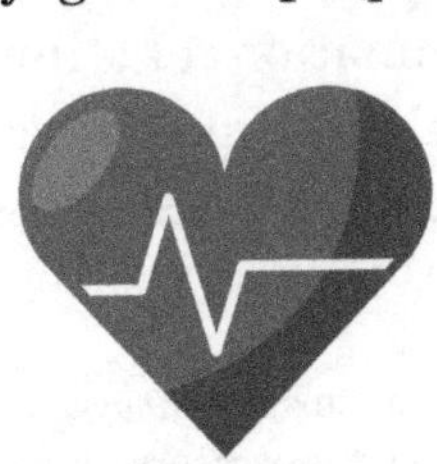

**NE PAS MANGER À SA FAIM :
LE SECRET POUR VIVRE PLUS LONGTEMPS ?**

L'île japonaise d'Okinawa est aujourd'hui très connue pour détenir le nombre de centenaires actifs et en pleine santé le plus important au monde. L'espérance de vie y est l'une des plus longues : 87 ans pour les femmes et 79,4 ans pour les hommes. Quel est le secret de cette longévité ? L'association d'une hygiène alimentaire et d'une hygiène de vie remarquables, reposant sur l'entretien aussi bien du corps que de l'esprit, et quelques principes forts : la priorité accordée aux aliments d'origine végétale (qui doivent représenter 75 % de l'alimentation) et la pratique du *hara hachi bu* (principe selon lequel il ne faut manger qu'à 80 % de sa faim)*.

De très nombreux chercheurs continuent d'explorer ce lien entre restriction calorique, d'une part, et longévité et prévention des maladies, d'autre part. Des chercheurs du MIT[6] (Massachusetts Institute of Technology) ont par exemple démontré que **la restriction calorique permet de retarder la perte des cellules nerveuses** : elle activerait la production d'une enzyme appelée Sirtuin 1 (ou SIRT1) **qui protégerait le cerveau du vieillissement**.

Aujourd'hui, de nombreuses études ont prouvé que la restriction calorique réduit la quantité de radicaux libres émise par les mitochondries (rappelons que les radicaux libres sont à l'origine des processus de vieillissement), désactive mTOR (chef d'orchestre de l'inflammation) et stimule les gènes SIRT1 et SIRT6 qui conduisent à une meilleure défense et à l'activation de réparations à de nombreux niveaux de notre organisme

* Pour en savoir plus : Dr Jean-Paul Curtay, *Okinawa, un programme global pour mieux vivre*, éditions Anne Carrière ; et www.parcours-okinawa.fr.

(augmentation de la sensibilité à l'insuline, de l'endurance, du nombre de mitochondries, inhibition des voies inflammatoires, stimulation de l'autophagie, etc. – voir aussi p. 64).

En somme, manger moins (et mieux !), c'est entretenir la santé de notre corps à plusieurs niveaux, et nous permettre de vivre mieux et plus longtemps. Le bénéfice est loin d'être négligeable !

À BAS LE MYTHE DES 3 REPAS PAR JOUR !

Notre société occidentale entretient de très **nombreuses idées fausses nourrissant sans relâche cette surconsommation alimentaire**. Par exemple, celle incitant à faire 3 repas réguliers par jour, à heures fixes, et à ne pas en sauter, ou encore celle selon laquelle les glucides doivent représenter 50 % des apports énergétiques quotidiens...

Des prises alimentaires inadaptées à nos besoins physiologiques

En réalité, ce concept des 3 repas par jour ne constitue en rien une réponse à nos besoins physiologiques ; c'est plutôt une norme sociale. Nos ancêtres, les chasseurs-cueilleurs, se nourrissaient de ce qu'ils trouvaient dans la nature. Sous-entendu : quand ils ne trouvaient rien, lors de certaines saisons notamment, ils ne mangeaient rien ou peu de chose ! Et ne s'en portaient pas plus mal. **Ils alternaient donc naturellement des périodes nourricières, durant lesquelles ils pouvaient stocker de l'énergie, et des périodes de jeûne, où ils utilisaient leurs réserves.**

En effet, **l'organisme humain est naturellement capable de s'adapter à des périodes de privation** (nous le verrons en abordant les processus de stockage et déstockage, p. 40). Depuis le paléolithique, l'ADN humain a bien peu changé et notre organisme continue de fonctionner comme celui des chasseurs-cueilleurs : nous continuons à faire des réserves en prévision des périodes de vaches maigres. Or, aujourd'hui, nous nous nourrissons en permanence ! La disette n'arrive jamais. Résultat : nous stockons sans arrêt et ne déstockons jamais. D'où le surpoids et l'encrassage de l'organisme. En clair, **si l'homme moderne grossit autant et s'il a tant de problèmes de santé, c'est parce qu'il mange non seulement trop, mais aussi trop souvent et mal**. Le fasting, ou jeûne intermittent, permet donc de résoudre cette équation en diminuant les apports caloriques, en prolongeant les périodes où l'on ne mange pas et en instaurant des prises alimentaires plus saines et adaptées au fonctionnement réel de notre organisme.

Pas d'inquiétude :
nous avons de quoi tenir !

Nous l'ignorons souvent, mais, si l'on veille à s'hydrater abondamment, nous avons des réserves pour survivre pendant plusieurs dizaines de jours sans manger !

Des experts de l'Institut national du vieillissement de Baltimore, de l'École de médecine de Harvard (États-Unis) et du Centre de prévention du cancer du sein de l'hôpital Wythenshawe (Royaume-Uni)[7] vont même plus loin et affirment que **le mode d'alimentation d'aujourd'hui n'est pas adapté aux rythmes naturels du corps**. Pour en arriver à cette conclusion, ils ont compilé les résultats de plus de 80 études sur les liens entre santé, horaires des repas et quantités ingérées. Leur message est clair : le jeûne intermittent serait un mode d'alimentation « beaucoup plus conforme à celui des animaux sauvages et des chasseurs-cueilleurs qui ne souffrent que rarement, sinon jamais, d'obésité, de diabète et de maladies cardiovasculaires ». Nous sommes ainsi plutôt faits pour **manger 1 à 2 fois par jour, pas plus**.

L'un des meilleurs experts mondiaux actuels dans le domaine de la pathogenèse des maladies neurodégénératives, le Dr Mark Mattson (voir aussi p. 92) explique dans des termes simples pourquoi notre modèle alimentaire a la vie dure : « Il y a beaucoup de pressions pour avoir ce modèle alimentaire, car il y a beaucoup d'argent en jeu. L'industrie alimentaire : vont-ils se faire de l'argent si l'on saute le petit-déjeuner comme je l'ai fait aujourd'hui ? Non, ils vont perdre de l'argent. Si les gens jeûnent, l'industrie alimentaire perd de l'argent. Qu'en est-il des industries pharmaceutiques ? Que se passe-t-il si les gens font un jeûne intermittent, de l'exercice régulièrement et sont alors en bonne santé ? L'industrie pharmaceutique va-t-elle gagner de l'argent chez des personnes en bonne santé* ? »

Habituer son corps à avoir moins faim

Par ailleurs, on pense souvent que faire des petits repas plus souvent aide à contrôler sa faim et à limiter les fringales : encore une idée fausse ! En effet, la sensation de faim apparaît quand le taux de sucre dans le sang (glycémie) est bas : le cerveau envoie alors des neuromédiateurs qui vont stimuler le centre de la faim et nous inciter à manger. Or, si vous mangez fréquemment dans

* Mark Mattson, *Why fasting bolsters brain power*, TEDx Talks, 2014.

la journée, qui plus est des aliments riches en glucides, votre glycémie fait le yo-yo : elle grimpe quand vous mangez puis, l'insuline assurant sa mission de régulation du taux de sucre (voir aussi p. 48), elle redescend : vous êtes en hypoglycémie, ce qui provoque cette sensation de faim et vous incite à manger encore. **C'est le cercle vicieux !**

À l'inverse, si vous faites des repas suffisamment éloignés les uns des autres (et que vous évitez de manger trop de glucides, tout particulièrement à indice glycémique élevé – voir p. 124), votre taux de sucre sanguin reste stable : fini, les fringales ! D'ailleurs, les personnes qui pratiquent régulièrement le jeûne intermittent l'affirment : **quand on mange moins, la sensation de faim diminue.**

Bien manger pour bien jeûner : un cercle vertueux

Nous y reviendrons plus tard, mais en parallèle du jeûne intermittent, et pour le pratiquer avec plus de facilité, une alimentation *low carb* (pauvre en glucides) et de qualité biologique permettra de se défaire de l'addiction aux sucres et d'éviter les fringales.

Chapitre 2

Qu'est-ce que le fasting ?

Saviez-vous que vous jeûnez déjà sans le savoir ? Si vous terminez votre dîner le soir à 21 heures et que vous prenez votre petit-déjeuner le lendemain matin à 7 heures, vous n'avez rien consommé pendant 10 heures, ce qui est déjà le démarrage d'un jeûne. On appelle cela le « jeûne nocturne ».

Mais cette forme d'abstinence alimentaire est insuffisante pour profiter des bienfaits thérapeutiques du jeûne à proprement parler, que nous détaillerons dans la suite de cet ouvrage. Il est toutefois possible de prolonger ce jeûne nocturne en jeûne matinal (en clair, en ne mangeant pas le matin) ou de terminer beaucoup plus tôt son dernier repas... En somme, de jeûner de manière intermittente !

JEÛNE CLASSIQUE *VS* JEÛNE INTERMITTENT

Dans sa définition la plus puriste, le jeûne, pratique ancestrale, est le fait de s'abstenir de nourriture durant une période plus ou moins longue, variant de 24 heures à 1 à 6 semaines maximum. Il doit bien sûr être envisagé dans le cadre d'un suivi (suivi médical ou ateliers de jeûne avec encadrement).

Depuis quelques années, une nouvelle notion est apparue : celle de jeûne « intermittent » ou, en anglais, *intermittent fasting* ou *time restricted feeding* (temps d'alimentation restreint). Cette formule consiste à **ne pas manger pendant une période de temps définie mais beaucoup plus courte, en général de 16 heures en moyenne et jusqu'à 24 heures maximum**. En clair, cela implique un espacement plus important des prises alimentaires, avec 1 ou 2 repas par jour (dans une plage horaire de 5 à 8 heures), voire, de temps en temps, aucun repas pendant une journée entière.

Le jeûne, qu'il soit classique ou intermittent, se décline en différentes variantes :

- **Le jeûne hydrique** : c'est un jeûne durant lequel on continue à boire de l'eau de source, des tisanes de plantes spécifiques, des bouillons légers... sans ajout de sucre. Le but est de drainer les émonctoires (portes de sortie de l'organisme permettant d'éliminer les déchets : foie et vésicule biliaire, intestin grêle et côlon, vessie, poumons et peau).

> ***À noter***
>
> Dans cet ouvrage, nous vous parlerons uniquement du **jeûne intermittent hydrique**.

- **Le jeûne sec** : durant ce jeûne, on ne mange pas et on ne boit pas (pas même de l'eau), d'où son nom. Cette forme de jeûne est très particulière, elle ne doit pas dépasser 36 heures. Nous ne la conseillerons pas.
- **Le jeûne partiel** : c'est un jeûne à l'apport calorique très modeste (250 à 300 kcal par jour maximum), apporté par des jus de légumes ou des fruits et légumes entiers de saison

et biologiques... Dans ce cas, il s'agit plutôt d'une monodiète ou d'une cure de jus de légumes que d'un jeûne. Dans une monodiète, on ne mange qu'un aliment ou une famille d'aliments durant plusieurs jours (cure de raisin ou de pommes en septembre, par exemple). Dans ce cas de figure, le but est de diminuer le travail digestif (mais on ne l'arrête pas), donc de mettre le système digestif au repos partiel, et d'apporter un aliment de saison, biologique, cru donc vivant, riche en enzymes, minéraux et alcalinisant afin de régénérer l'organisme.

DES « JEÛNES »... QUI N'EN SONT PAS

Il existe également d'autres formules, qui sont parfois classées dans le jeûne intermittent. En réalité, il ne s'agit pas du tout de jeûnes puisque l'on continue à manger (en moindre quantité). L'une de ces formules consiste à alterner une journée d'alimentation normale avec une journée où l'on réduit les calories à 25 % de ce que l'on consomme habituellement. Il existe aussi un régime « 5/2 » qui consiste à manger cinq jours à sa faim, puis à réduire ses apports caloriques à 25 % les deux jours suivants.
Nous ne traiterons pas de ces formules dans cet ouvrage, car ce ne sont pas des jeûnes mais plutôt des restrictions alimentaires (même si celles-ci ont des effets bénéfiques, voir p. 12).

Les avantages du jeûne intermittent

Pour quelle(s) raison(s) choisir le fasting plutôt que le jeûne classique ? Si les deux formules apportent des bénéfices pour la santé, le jeûne intermittent semble plus accessible aux non-initiés. Mais ce n'est pas son seul avantage !

Un jeûne plus doux

En pratique, le jeûne intermittent est **plus facile à « tenir » que le jeûne traditionnel**, c'est évident. C'est en effet une forme de jeûne plus douce, car la durée de la privation est moins longue (de 13 à 24 heures), et vous mangez au moins une fois par jour.

Un changement durable

Le jeûne intermittent se base sur un espacement plus important des repas dans le but de **rééduquer à une alimentation plus saine**, beaucoup moins riche en glucides et plus riche en végétaux, tout en réduisant l'apport calorique. Le jeûne intermittent s'appuie donc sur un changement dans la durée et sur la qualité de son alimentation. L'objectif est d'**avoir une autre conscience de son rapport à la nourriture, à la santé et à son corps**.

Cela signifie que vous allez vraiment intégrer cette nouvelle habitude dans votre journée ou dans votre semaine. Ce n'est pas une parenthèse de quelques jours dans votre année, comme peut l'être le jeûne traditionnel, mais bien un rendez-vous régulier. Ce qui vous permettra de **faire davantage attention à ce que vous mangez le reste de la journée ou de la semaine** pour ne pas ruiner tous les efforts que vous mettez en place au moment de la phase de jeûne. Ce qui ne sera peut-être pas le cas si vous pratiquez le jeûne classique une seule fois par an.

Une habitude facile à suivre au quotidien

Autre différence : **le jeûne intermittent peut facilement être intégré dans son quotidien**, sans qu'il ait d'impact sur vos activités ou les tâches que vous avez à remplir. Vous pouvez continuer à travailler normalement, par exemple, ce qui n'est pas le cas quand on arrête de manger totalement pendant plusieurs jours, où il est préférable de le faire sous forme de retraite et de ne pas rester seul.

Le jeûne classique doit en effet impérativement être encadré, par un médecin, un centre de jeûne, dans une clinique... Il se fait plutôt pendant les vacances (de préférence l'été), dans une démarche de bien-être et de spiritualité. Il se déroule généralement en pleine nature et s'accompagne de randonnées, de méditations, de pratiques douces comme le yoga, qui permettent d'accompagner l'abstinence alimentaire.

POURQUOI S'ASTREINDRE AU JEÛNE TRADITIONNEL, ALORS ?

L'intérêt principal du jeûne traditionnel est un peu différent : il permet de mettre réellement au repos le système digestif pendant plusieurs jours, voire semaines. Cela permet une sollicitation plus importante des émonctoires (portes de sortie des déchets, voir p. 20), entraînant une élimination des toxines et une purification humorale (relative aux « humeurs », c'est-à-dire aux différents liquides du corps) plus importante. En Russie, des hôpitaux l'utilisent pour traiter de nombreuses maladies*. Il a donc **plutôt une visée curative**.

Le jeûne intermittent, lui, est une pratique à intégrer dans son quotidien pour apprendre à modifier, durablement et de façon bénéfique, ses habitudes alimentaires. Il est ainsi tout indiqué pour perdre du poids et retrouver un équilibre, mais pas uniquement, car c'est également un outil clé dans la régulation de tous les processus inflammatoires, permettant ainsi de retrouver la santé !

Mais les deux approches ne sont pas incompatibles ; elles sont même plutôt complémentaires ! Une expérience de jeûne de 6 jours peut ainsi déclencher l'envie de changer ses habitudes alimentaires et

→

* Thierry de Lestrade, auteur et réalisateur de documentaires dont *Le jeûne, une nouvelle thérapie ?* (Arte, 2012-2013), avec Sylvie Gilman, a synthétisé toutes les dernières recherches dans ce domaine.

de mettre en place au quotidien un jeûne intermittent. À l'inverse, les résultats positifs obtenus en pratiquant le jeûne intermittent peuvent vous encourager à vous lancer dans un jeûne d'un week-end ou à faire l'expérience d'un jeûne de 7 jours ou plus*.

DEUX MANIÈRES DE PRATIQUER LE FASTING

Le jeûne intermittent peut être mené de deux façons différentes :

- **Soit sur la journée.** En pratique, on saute un repas : c'est ce que nous appellerons le **jeûne intermittent quotidien** (voir p. 25).
- **Soit sur la semaine.** En pratique, on ne mange pas pendant une période de 24 heures, par exemple entre 20 heures et 20 heures le lendemain : c'est ce que nous appellerons le **jeûne intermittent hebdomadaire** (voir p. 31). Cela revient donc à prendre un repas sur la journée, à la même heure que la veille.

L'équation gagnante : jeûne intermittent + alimentation low carb high fat

Quelle que soit la formule de jeûne intermittent que vous choisissez, sachez que cette méthode sera d'autant plus efficace et facile à mettre en place si vous optez en parallèle pour une alimentation biologique *low carb high fat* (pauvre en glucides et riche en bonnes graisses) ou LCHF, qui permettra d'éviter toutes les fringales. Nous détaillerons ses grands principes dans la suite de ce livre.

* La Fédération francophone de jeûne et randonnée (www.ffjr.com), par exemple, pourra vous donner de précieux conseils pour trouver le stage qui vous convient.

Le jeûne intermittent quotidien

Le principe de cette formule est de prévoir, sur la journée, une période prolongée de jeûne. En pratique, le plus simple consiste à **sauter l'un des trois repas habituels de la journée** : soit le petit-déjeuner, soit le déjeuner, soit le dîner.

Ne pas manger
ne signifie pas ne pas boire !

Pour rappel, il s'agit d'un jeûne hydrique (voir p. 20) : continuez donc à boire régulièrement (eau de source, thé, tisanes...).
En revanche, évitez le café, qui est beaucoup trop acidifiant et diurétique. Il inhibe l'assimilation de 75 % du fer ingéré et limite l'absorption des vitamines du groupe B, du calcium, du magnésium, du potassium et du zinc. En prenant du café, vous êtes assuré d'être carencé en de nombreuses vitamines et en magnésium !

Sauter le petit-déjeuner

Exemple : si vous ne mangez rien entre 21 heures le soir et 13 heures le lendemain, vous faites un jeûne de 16 heures.

C'est la formule de jeûne intermittent la plus populaire, que l'on connaît aussi sous le terme de « **jeûne 16/8** » (16 heures de jeûne/8 heures dans lesquelles deux repas sont intégrés). Elle présente de nombreux avantages, notamment sur le plan pratique. D'ailleurs, vous l'adoptez peut-être déjà certains jours (par manque de temps ou d'appétit) !

Le jeûne matinal est le plus facile à mettre en œuvre pour la simple et bonne raison que, **pendant une grande partie du jeûne, vous... dormez**. Pas de tentations, donc ! De plus, cela vous permet de continuer à déjeuner avec vos collègues et à dîner en famille.

Par ailleurs, le petit-déjeuner est souvent un repas où l'on mange beaucoup de glucides sous forme de sucre ou de céréales (pain blanc, viennoiseries, biscuits, confiture, produits laitiers, céréales soufflées...) entraînant des pics d'insuline, avec de nombreuses conséquences néfastes pour la santé (dont la fringale de la fin de matinée, une fatigue persistante et de nouvelles fringales l'après-midi... un vrai cercle vicieux – voir p. 17). De plus, l'alimentation glucidique est dite « sérotoninergique » (elle augmente la production de sérotonine, neurotransmetteur qui est notamment impliqué dans la régulation du sommeil) : elle va donc donner davantage envie de dormir que d'être éveillé pour attaquer sa journée. Il est bien connu que les aliments sucrés ont un effet sédatif et psychotrope (modifiant l'activité psychologique et mentale). Pour toutes ces raisons, il peut donc être judicieux de zapper le petit-déjeuner... et cela, malgré les nombreuses idées reçues qui en font le « repas le plus important de la journée » !

En revanche, si vous êtes accro à votre petit-déjeuner, si vous faites une activité physique cardio le matin à jeun ou si vous exercez un métier manuel physique, par exemple, il sera intéressant de ne pas supprimer ce repas mais de **mieux l'équilibrer** (voir p. 149) et de se tourner vers une autre formule de jeûne intermittent qui sera plus adaptée.

Une efficacité prouvée, notamment pour les diabétiques

Une étude publiée en 2014[8] montre que, contrairement aux idées reçues, ne pas prendre de petit-déjeuner ne pousse pas à manger davantage le reste de la journée, et n'a pas non plus d'influence négative sur le taux de cholestérol ou la glycémie. Une autre étude, publiée en 2013 par des chercheurs suédois[9], a même montré que sauter le petit-déjeuner pouvait être bénéfique pour les personnes diabétiques, à condition qu'elles adoptent une alimentation méditerranéenne (petits poissons, fruits et légumes, huiles d'olive et de colza, oléagineux – voir p. 133), donc à indice glycémique faible pour éviter tout pic d'insuline.

LES VARIANTES DE CETTE FORMULE

› Chez les personnes habituées au jeûne intermittent 16/8, il est possible de prolonger sa durée à 18 heures, voire 20 heures et ainsi passer au jeûne 20/4.

› Ce jeûne prolongé peut aussi être associé à des exercices physiques. Une variante adoptée par certains sportifs pour brûler plus de graisses et sculpter son corps (s'assécher) est connue sous le nom de *The Warrior Diet*, créée par l'expert en fitness Ori Hofmekler. Cette méthode s'appuie sur les pratiques d'anciennes tribus spartiates et romaines, et consiste à prendre un repas équilibré en fin d'après-midi, vers 18 heures par exemple. Au menu : protéines, bons acides gras (oméga 3) et glucides à indice glycémique bas. Des exercices HIIT (*High Interval Intensity Training*, c'est-à-dire exercices de courte durée mais à haute intensité) sont réalisés vers midi et en tout début d'après-midi. Ils sont suivis par

→

une collation protéinée *low carb* à prendre dans les 30 minutes à 2 heures suivant la séance d'entraînement pour bénéficier de la fenêtre métabolique et favoriser la récupération musculaire. Que vous soyez débutant ou sportif assidu, le fait de pratiquer une activité physique durant la dernière partie du jeûne (ici, en fin de matinée ou à midi) est idéal pour se muscler et perdre de la graisse tout en intégrant un repas (avec des protéines) dans la fenêtre métabolique de récupération (c'est-à-dire dans les 30 minutes à 2 heures après votre session sportive).

› Jeûne intermittent le matin + alimentation *low carb high fat* + entraînement sportif : ce sont aussi les bases de la méthode Leangains, une autre technique visant à optimiser la prise de muscle tout en favorisant la perte de gras. Elle a été mise au point par Martin Berkhan, un coach sportif, et adoptée par des bodybuilders et des pratiquants de CrossFit. Elle consiste à sauter le petit-déjeuner, à prendre le plus gros repas le midi si l'on intègre sa séance de sport en fin de matinée, et à finir la journée avec un repas plus léger. Autre option possible, si l'on fait du sport en milieu d'après-midi : prendre un repas léger à 13 heures et intégrer son repas le plus important après sa séance de sport. Le repas du soir, lui, sera très léger.

Sauter le déjeuner

Exemple : si vous ne mangez rien entre 7 heures le matin et 20 heures le soir, vous faites un jeûne de 13 heures.

Dans ce cas, le principe est de **remplacer la pause déjeuner par une balade ou une activité physique douce** (yoga, qi gong, Pilates, méditation...), **de la lecture, un cours de chant...** Le plus important est de choisir une activité de plaisir et de détente qui permettra de se déconnecter de son travail.

En zappant le déjeuner, vous ne subirez pas la baisse d'énergie très généralement observée après un repas avalé le plus souvent en 15 minutes, parfois même devant son ordinateur, et donc peu équilibré et difficile à digérer... Cette formule de jeûne ne vous empêche pas, bien sûr, de prendre une boisson chaude (non sucrée) avec vos collègues et donc de conserver des moments de convivialité.

Attention à ne pas compenser le soir !

› Si vous adoptez cette formule, il ne faut pas que votre repas du soir se transforme en orgie ! On sait en effet que le taux d'insuline (l'hormone du stockage, voir p. 48) est au plus haut vers 20 heures, c'est-à-dire au moment du dîner. Ce qui aura un effet de prise de poids plus important. Il est ainsi préférable de manger plus léger le soir. Veillez donc à prendre un petit-déjeuner copieux — mais toujours équilibré et adapté à la pratique du jeûne intermittent (voir p. 149) !

› Autre conseil : ne dînez pas trop tard afin de profiter d'un sommeil réparateur (au moins 3 heures avant d'aller vous coucher.

Sauter le dîner

Exemple : si vous ne mangez rien entre 13 heures et 7 heures le lendemain matin, vous faites un jeûne de 18 heures.

Ne pas manger le soir peut être une solution pratique et facile à suivre, tout simplement parce que **vous allez dormir une grande partie du temps de jeûne** ! De plus, en zappant le dîner, votre sommeil ne sera pas perturbé par une digestion lourde et difficile — le sommeil est en effet particulièrement important pour conserver la ligne et être en bonne santé (voir p. 116) ! Trop souvent, en rentrant à la maison le soir, après une journée stressante et fatigante nerveusement, on a tendance à se jeter sur la nourriture et à choisir ce qu'il y a de plus simple et rapide à préparer et à consommer : des plats tout prêts (souvent très riches en glucides et graisses trans, qui sont des graisses transformées, néfastes pour la santé cardiovasculaire), des sucreries, des snacks... Sauter le dîner évitera donc cet apport de nourriture délétère pour la santé. Rappelez-vous également (voir encadré ci-avant) que c'est précisément **au moment du dîner que le risque de prise de poids est le plus important** !

À la place du repas du soir, profitez-en pour vous balader, faire une activité artistique ou créative, lire, vous ressourcer en jardinant, en écoutant de la musique, prendre une tisane... bref, **prenez soin de vous et détendez-vous pour favoriser une nuit de sommeil vraiment réparatrice** !

Une efficacité minceur prouvée

Pour retrouver ou garder la ligne, des chercheurs de l'université de Loma Linda[10] (Californie) recommandent de prendre 2 repas équilibrés par jour (petit-déjeuner et déjeuner), ce qui revient à jeûner environ 18 heures par jour. Selon les résultats de cette étude, plus la période de jeûne est prolongée entre le déjeuner et le petit-déjeuner du lendemain, plus la perte de poids est importante. Selon Hana Kahleova, l'un des co-auteurs de l'étude, consommer un petit-déjeuner dans ce contexte semble augmenter la satiété, réduire l'apport énergétique total, améliorer la qualité globale de l'alimentation, réduire le taux de lipides sanguins et améliorer la sensibilité à l'insuline ainsi que la tolérance au glucose.

Chacun est différent, et **c'est à vous de voir** ce qui vous semble le plus réaliste à mettre en place en fonction de vos habitudes alimentaires actuelles (pour certaines personnes, il sera en effet plus difficile de ne rien manger le soir en rentrant du travail) et contraintes familiales, le but étant que ce soit **le plus facile et pratique à suivre de manière à l'intégrer durablement dans votre quotidien.**

LES VARIANTES DE CETTE FORMULE

› Vous pouvez prendre un petit-déjeuner vers 8 heures, par exemple, puis décaler votre deuxième repas (déjeuner) vers 16 heures et donc ne rien manger jusqu'au lendemain matin. Cela vous permettra ainsi de ne rien manger 6 heures avant de vous coucher (en supposant que votre coucher est à 22 heures), donc de favoriser une bonne nuit de sommeil, tout en pratiquant un jeûne de 16 heures. Mais cette formule sera peut-être plus difficile à mettre en pratique selon les contraintes familiales et professionnelles de chacun.

› Vous pouvez aussi programmer votre petit-déjeuner vers 8 heures avec une séance de sport à jeun (dont nous verrons les bienfaits p. 69).

› Vous pouvez enfin décaler votre petit-déjeuner à 10 heures et prendre votre second repas vers 15 h 30/16 heures. De cette manière, vous allongez la durée de votre jeûne à 18 heures.

Le jeûne intermittent hebdomadaire

Dans cette formule de jeûne intermittent, **vous ne mangez pas du tout pendant 24 heures une fois par semaine**. Par exemple, vous arrêtez de manger le soir à 19 heures et prenez le prochain repas le lendemain à 19 heures. Ou bien vous arrêtez à 14 heures et programmez le repas suivant le lendemain à 14 heures.

Ne pas manger ne signifie pas ne pas boire !

Pour rappel, il s'agit d'un jeûne hydrique (voir p. 20) : continuez donc à boire régulièrement (eau de source, thé, tisanes...).

Vous pouvez choisir ce jour en fonction de votre emploi du temps et de votre rythme de vie (plutôt en semaine ou plutôt le week-end, par exemple, ou plutôt un jour où vous n'avez pas de réunions de travail...). Ce jour peut bien sûr **varier d'une semaine sur l'autre**.

JEÛNER EN DOUCEUR, SURTOUT AU DÉBUT

Vous pouvez pratiquer ce jeûne d'une journée une, deux ou trois fois par semaine sans problème. Il est toutefois préférable de procéder de manière progressive et de démarrer par un jeûne de 24 heures une fois par semaine avant de passer à deux ou trois fois. Notez qu'il vous faudra **patienter 48 heures entre chaque jeûne de 24 heures pour permettre aux muscles de récupérer**, un peu comme après un effort physique intense, surtout lorsque vous n'avez jamais pratiqué ce type de jeûne, ou peu. Vouloir en faire plus serait contre-productif, car vous vous fatigueriez trop.

Certaines personnes, qui pratiquent depuis un certain nombre de mois le jeûne intermittent quotidien, décident de faire du jeûne hebdomadaire une habitude. En clair, elles ne mangent qu'une seule fois dans la journée, et cela tout au long de la semaine. C'est le cas par exemple de Brad Pilon qui, après des études de nutrition humaine et un changement de carrière, s'est intéressé au jeûne intermittent de 24 heures, qu'il applique lui-même et qu'il explique dans son livre *Eat Stop Eat**. Autre exemple : Bernard Clavière, expert dans le domaine du jeûne prolongé et auteur de *Et si on s'arrêtait un peu de manger... de temps en temps***, ne prend qu'un seul repas le soir, exclusivement à base de végétaux et d'oléagineux (régime végétalien). Ce qui ne l'empêche pas de déborder d'énergie durant la journée et de pratiquer des activités physiques ! C'est également le choix du Dr Jason Fung, néphrologue canadien et expert dans le traitement de l'obésité, qui a mis en place un programme alimentaire spécifique basé sur la régulation des hormones, dont l'insuline***.

UN TYPE DE JEÛNE PARTICULIÈREMENT RECOMMANDÉ AUX DIABÉTIQUES

Le jeûne hebdomadaire a une meilleure action pour rétablir une sensibilité à l'insuline, notamment chez les personnes atteintes de diabète de type 2. Ainsi, en cas de diabète de type 2, jeûner durant 24 heures deux fois par semaine, tout en mettant en place sur l'ensemble de la semaine une alimentation cétogène (voir p. 121), est particulièrement efficace. Il existe de nombreux témoignages sur ce sujet, et c'est ce que recommande notamment le Dr Jason Fung (voir p. 52).

---

* Autopublié, 2007.

** Éditions Nature et Partage, 2008.

*** *The Obesity Code*, traduit en français aux éditions Trécarré sous le titre *Code obésité*, 2017.

LES 4 RÈGLES D'OR POUR UN FASTING RÉUSSI

Si le jeûne intermittent peut sembler, au premier abord, relativement facile à intégrer dans son quotidien, il existe quelques petits secrets en plus pour en tirer tous les bénéfices...

1. Prenez en compte vos habitudes et contraintes quotidiennes

Pour choisir la formule qui vous convient le mieux, il vous faut d'abord faire le point sur vos habitudes de vie et vos contraintes quotidiennes (professionnelles et familiales). L'objectif est de **jeûner au moment le plus pratique et le plus propice pour vous** afin que le jeûne intermittent s'intègre naturellement dans votre quotidien et ne devienne pas une contrainte insurmontable, intenable sur la durée, stressante et donc inefficace !

2. Plus le jeûne est prolongé, plus il est bénéfique

Sachez que **plus la période de jeûne est prolongée, plus le jeûne intermittent sera bénéfique**. À partir de 13 heures de jeûne, on peut déjà profiter de certains bienfaits de cette pratique* (que nous détaillerons dans les chapitres suivants), même si une durée de 16 heures sera plus optimale. Cette période peut être étendue à 18 heures, voire un peu plus, mais aussi à un seul repas par jour, lorsqu'on a une certaine habitude du jeûne intermittent et suivant ses objectifs et possibilités.

* Reportez-vous, par exemple, à l'étude menée par Catherine Marinac – voir l'encadré p. 90.

3. Soyez régulier, mais patient

Vous pouvez pratiquer le jeûne intermittent de 16 heures assez facilement, entre 1 à 3 fois par semaine, et cela **de manière régulière**. Un jeûne intermittent pratiqué 2 fois par semaine permet déjà d'avoir des résultats significatifs. Mais cela peut aussi devenir une habitude de vie que vous mettrez en pratique tous les jours !

Vous obtiendrez, il est vrai, des **résultats plus rapidement et plus complets en pratiquant le jeûne intermittent tous les jours qu'en le faisant de temps en temps.** Mais il est préférable de **se fixer des objectifs réalistes dans un premier temps** et de commencer avec, par exemple, une phase de 1 à 2 jours de jeûne intermittent par semaine, plutôt que de vouloir aller trop vite et de ne le faire que de manière épisodique par trop de découragement devant l'ampleur des objectifs que vous vous êtes fixés, ce qui n'aura pas grand intérêt. N'oubliez pas que, **ce qui compte, c'est la régularité et la prise de conscience qu'un changement dans votre mode alimentaire s'impose pour être en bonne santé.**

4. Changez vos habitudes alimentaires

Le jeûne intermittent s'intègre dans une **remise en question complète de sa relation avec la nourriture**, de ce qu'elle apporte à nos cellules et à notre microbiote (flore) intestinal. Sauter un repas ne suffira pas pour en retirer des bénéfices ; c'est toute votre façon de manger que vous allez devoir changer ! Vous ne sortirez pas indemne de cette nouvelle expérience... et cela vous fera le plus grand bien !

Le jeûne intermittent met en effet en lumière le fait que **nous passons beaucoup trop de temps à manger**. Et que, malheureusement, nous optons bien souvent pour une **alimentation industrielle qui n'est pas saine pour notre organisme**. Aujourd'hui, on ne fait plus de vrais repas : on grignote toute la journée, on mange en faisant autre chose (devant l'ordinateur, le téléphone, la télévision...), sans se soucier de la qualité de ce que l'on ingère et de l'impact sur notre santé. La nourriture peut aussi compenser un certain manque affectif, servir de palliatif à une tension, à une fatigue nerveuse, à un stress, à un mal-être... Elle est souvent d'une très faible valeur nutritionnelle : calories vides, produits transformés industriels, sucres, additifs, excipients... Notre système digestif n'est ainsi jamais au repos, avec de nombreuses conséquences sur l'état de notre flore intestinale, de notre muqueuse intestinale, du fonctionnement de l'ensemble de nos cellules, entraînant alors différentes problématiques de santé : fatigue, prise de poids, dépression, diabète de type 2, intestin irritable, problématiques cutanées, problématiques immunitaires (infections, pathologies auto-immunes...), processus inflammatoires...

Dans un premier temps, avant la mise en place du jeûne intermittent proprement dit, il sera donc peut-être nécessaire de **reprendre des habitudes alimentaires plus saines**. Par exemple, en ne faisant que 3 repas par jour et en bannissant toutes les collations sucrées et les grignotages en tous genres (bonbons, cafés sucrés, barres de céréales...). Nous détaillerons tout cela dans la partie II (voir p. 99).

Si vous le vivez mal...

Le jeûne ne doit pas être vécu comme une souffrance ou vous mettre dans un état de grande fatigue. Si tel est le cas, il faut le **stopper immédiatement** et faire un point avec votre médecin et/ou avec un thérapeute formé au jeûne (intermittent).

Chapitre 3

Comment le fasting agit sur notre production d'énergie

La pratique du jeûne intermittent provoque divers changements dans la façon dont fonctionne notre organisme. L'un de ces changements majeurs concerne la production d'énergie, ou métabolisme.

LE FONCTIONNEMENT DE NOTRE MÉTABOLISME EN TEMPS NORMAL

Pour prendre toute la mesure des bienfaits du jeûne intermittent sur la production énergétique de notre corps, il est important de comprendre tout d'abord comment fonctionne notre métabolisme cellulaire en temps normal, quand on fait trois repas par jour, avant de s'intéresser à ce qu'il se passe quand on jeûne.

Les processus de stockage et de déstockage

Comme nous l'avons vu dans les pages précédentes, notre organisme fonctionne comme celui de nos lointains ancêtres, les chasseurs-cueilleurs (voir p. 15) : **il est conçu pour stocker en vue d'une pénurie**. C'est un mode de survie, une adaptation aux périodes de carence, sans lequel notre espèce n'aurait jamais pu perdurer.

Ce qu'il faut retenir, c'est que nous avons deux types de réserves :
- les **réserves de glycogène (le glucose, donc le sucre)** d'une part ;
- les **réserves de triglycérides (les graisses)** d'autre part.

Lorsque vous mangez, en particulier des glucides (sucres, céréales, féculents), le glucose qui n'est pas transformé en énergie (parce que vous n'en avez pas besoin et que vous n'allez pas courir un marathon dans l'heure...) va remplir vos réserves de glucose :
- **Soit dans les muscles, sous forme de glycogène musculaire.** Le glycogène musculaire sert uniquement lorsque l'on fait un exercice physique (c'est-à-dire que l'on utilise ses muscles) et ne peut pas s'échanger d'un muscle à l'autre. Ce n'est pas parce que vous n'avez plus de réserves dans les jambes pour courir, par exemple, que vous allez pouvoir piquer les réserves de vos bras ou de votre foie (voir ci-après)...
- **Soit dans le foie, sous forme de glycogène hépatique.** Le glycogène hépatique est utilisé par le cerveau et pour réguler le taux de sucre dans le sang. Il correspond à 10 % du poids de notre foie, mais cette réserve ne peut durer que 24 à 36 heures au maximum.

Des réserves non interchangeables

Le glucose alimentaire est réparti de la manière suivante : 70 % dans les muscles (environ 350 g) et 30 % au niveau du foie (environ 100 g), suivant nos réserves possibles en glycogène. Les réserves de glycogène entre le foie et les muscles ne peuvent pas s'échanger et sont bien distinctes.

- **Soit, quand ces réserves sont pleines, sous forme de triglycérides (graisses) dans le tissu adipeux (les adipocytes).** Vérifiez sur une balance-impédancemètre votre pourcentage de masse grasse : vous constaterez que vous avez des réserves !

Ainsi, les réserves de glycogène ne sont pas très importantes. Si elles ne sont pas utilisées, il n'y a plus de place pour d'autres réserves de glycogène. Donc, **tout apport supplémentaire se transforme directement en triglycérides.**

Quand le stockage est permanent et que le déstockage ne se fait plus...

Le processus que nous avons décrit ci-dessus est le mode de fonctionnement normal de l'organisme, qui alterne les phases de « stockage » et les phases de « déstockage » du glucose. Le problème, dans nos sociétés modernes, est que **nous ne laissons plus aucune place aux phases de déstockage, car nous mangeons en permanence** : 3 repas par jour, voire des snacks, collations et autres grignotages entre deux (on peut vite arriver à 6 repas par jour !). Résultat : nous stockons, stockons et stockons encore... D'autant plus que **nous bougeons très peu** (la sédentarité ne cesse d'augmenter !) et que **nous consommons toujours plus de glucides** (qui ne sont autres que des sucres).

Comme nous l'expliquerons p. 48, **quand on mange toute la journée, l'insuline** (hormone permettant au glucose de rentrer dans la cellule et ainsi de fabriquer l'énergie, mais lui permettant aussi d'être stocké sous forme de glycogène et triglycérides) **est constamment présente à un taux élevé dans le sang**. Cela entraîne une perte de sensibilité des récepteurs cellulaires, conduisant progressivement à l'**insulino-résistance**. Dans ce cas, l'insuline amène ce glucose majoritairement au foie afin qu'il soit transformé sous forme de triglycérides. Cela conduit tout droit au stockage sous forme de graisse. Le stockage du glucose se fait en effet sous forme de glycogène (réserve très limitée), puis très rapidement sous forme de triglycérides dans nos tissus adipeux (voire directement sous forme de graisse quand les réserves de sucre sont encore pleines, que nos dépenses physiques sont limitées et que nous avons un taux d'insuline élevé), ce qui explique l'épidémie d'obésité actuelle ! Quant au déstockage, lui, il ne se fait plus jamais...

LES IMPACTS DU JEÛNE SUR NOTRE MÉTABOLISME

Lorsqu'on ne s'alimente plus (quand on jeûne, donc), on n'apporte plus de glucose à l'organisme pour produire de l'énergie. Il doit donc utiliser un **autre moyen pour produire cette énergie**. Voilà pourquoi l'organisme est physiologiquement capable de tenir plusieurs jours, et même plusieurs semaines, sans apport de nourriture.

Les réserves de l'organisme lui permettent ainsi de survivre en cas de périodes de disette… notamment en cas de jeûne, donc ! Voici comment il procède alors :

- Dans un premier temps, il se tourne vers les réserves de glycogène (dans les muscles et le foie), qu'il peut utiliser durant 12 à 26 heures maximum.
- Puis il se tourne vers sa deuxième réserve, beaucoup mieux fournie en calories : la réserve de triglycérides dans le tissu adipeux. L'organisme va donc transformer le glycérol (provenant de l'hydrolyse des triglycérides) en glucose par une voie que l'on nomme la néoglucogenèse. Cela se produit principalement dans le foie. Notez au passage que des acides aminés (protéines) seront aussi utilisés pour être transformés en glucose par cette même voie de la néoglucogenèse.

LE JEÛNE NE FAIT PAS FONDRE LES MUSCLES !

Si vous pratiquez une activité physique quotidienne (1 heure de marche par exemple, ce qui est recommandé pour être en bonne santé) et si vous restez au-dessus de 4 % de masse grasse (les meilleurs marathoniens hommes ont environ 8 % de masse grasse et les athlètes féminines en ont autour de 12 % ; pourtant, ils sont très maigres dans les deux cas !), il n'y aura pas de fonte musculaire. Cela peut arriver au bout de 6 semaines de jeûne hydrique suivant le pourcentage de masse grasse dont vous êtes constitué, comme expliqué ci-dessus, mais ce n'est pas le sujet ici. Pas d'inquiétude, donc, concernant vos muscles ; c'est même le contraire qui se produira, car votre taux d'hormone de croissance va augmenter et stimuler la fabrication de masse maigre (voir aussi p. 63) !

- Au bout de 2 à 5 jours de jeûne hydrique environ (cela dépend de l'état de l'organisme), ou si vous suivez une alimentation cétogène (très pauvre en glucides et riche en bonnes graisses, voir p. 121), le foie va utiliser les lipides comme principale source d'énergie. Le corps puise alors dans les réserves de graisse pour les transformer, dans le foie, en corps cétoniques (principalement en bêta-hydroxybutyrate et acéto-acétate), qui sont des carburants idéaux pour la plupart des cellules, notamment cérébrales et cardiaques, pour les muscles et pour les reins (sauf la medulla). C'est la voie de la cétose.

La cétose, comment ça fonctionne ?

Lors de la cétose, **le corps utilise les triglycérides (réserves énergétiques) comme source d'énergie** via un processus que l'on appelle hydrolyse. Celui-ci se fait grâce à des enzymes (les lipases) qui permettent la libération du glycérol et des acides gras. Le glycérol est utilisé pour la néoglucogenèse et les acides gras pour la cétose. La néoglucogenèse, via le glycérol, permet de maintenir un taux de sucre dans le sang constant et d'apporter du glucose aux cellules du sang, au cerveau (pour 25 % environ de ses besoins voire moins), à la medulla rénale (une partie de nos reins) et à la rétine, organes qui en dépendent. Notre corps est donc bien fait !

Après environ 4 jours de jeûne, les corps cétoniques apportent en moyenne 75 % de l'énergie au cerveau. Le cerveau utilise alors comme source d'énergie principale les corps cétoniques et, dans une moindre mesure, le glucose. Il n'utilise pas les acides gras directement, comme certains organes ou tissus peuvent le faire. Les corps cétoniques sont une énergie directement utilisable pour les cellules musculaires (muscles, cœur) et il n'y a pas dégradation de lactate dans la mitochondrie par ce biais, donc **pas de courbatures et une récupération plus rapide au niveau musculaire**. C'est ce que l'on observe lorsque alimentation cétogène et activité sportive sont couplées, mais également en cas de jeûne.

ASSOCIER JEÛNE INTERMITTENT ET ALIMENTATION CÉTOGÈNE POUR UNE MEILLEURE EFFICACITÉ

Nous recommandons très fortement de mettre en place, en parallèle du jeûne intermittent (de 16 à 24 heures) une alimentation cétogène ou *low carb* (voir p. 121). Elle permettra de « mimer » les effets d'un jeûne plus long (de 5 jours, par exemple). C'est de cette manière que **vous obtiendrez les meilleurs résultats sur votre santé, que vous passerez en cétose plus rapidement et brûlerez ainsi votre réserve de graisse**.
Pour en savoir plus sur l'alimentation cétogène : *Mes programmes cétogènes 100 % hypotoxiques*, des mêmes auteurs, Leduc.s éditions, 2017.

Le principe du jeûne, vous l'aurez compris, est de laisser un temps suffisant à l'organisme pour utiliser au maximum toutes ses réserves, et surtout faire baisser le taux d'insuline, permettant ainsi de se servir de notre deuxième réserve (bien plus conséquente) en priorité : notre réserve de graisse. On pourrait comparer cela à deux placards remplis de nourriture : l'un est à votre portée (les réserves de glycogène) et l'autre vous oblige à vous déplacer (les réserves de graisse). Grâce au jeûne, vous arrêtez d'aller faire vos courses tous les jours et d'entasser encore et encore des provisions dans vos deux placards, mais vous utilisez ce que vous avez en réserve : en premier lieu, le placard de glycogène (le plus facile d'accès) puis, sous certaines conditions, le deuxième placard (celui qui remplit l'ensemble de votre garage...).

Jeûne et IMC

Si votre indice de masse corporelle (IMC) est bas (< 17), le jeûne prolongé (de plusieurs jours) sera bien sûr déconseillé dans votre cas ; en revanche, un jeûne intermittent de 16 heures sera tout à fait possible, voire très pertinent. En effet, en cas d'inflammation du tube digestif et ainsi de mauvaise assimilation, vous pouvez alors avoir un poids très faible ; mettre au repos votre tube digestif durant 13 à 18 heures par le jeûne intermittent permettra d'enclencher des processus de réparation, bien sûr en suivant parallèlement une alimentation hypotoxique et à tendance cétogène pour les deux repas de la journée (voir p. 121). Le jeûne intermittent devra, dans votre cas, être suivi par un nutrithérapeute formé au jeûne intermittent.

En cas d'anorexie et/ou d'IMC inférieur à 16,5, le jeûne sous toutes ses formes sera déconseillé. (Voir toutes nos recommandations p. 104.)

Concernant le jeûne intermittent de 24 heures, si votre indice de masse grasse est supérieur à 4 % (ce qui est le cas de la majorité de la population, à moins d'être dénutri), vous n'attaquerez pas vos muscles durant cette période, donc pas de risque de perte musculaire.

Comment calcule-t-on son IMC ?

Il s'agit de son poids divisé par sa taille puissance 2. Par exemple, pour une personne mesurant 1,68 m et pesant 50 kg, l'IMC sera égal à $50/(1{,}68)^2 = 17{,}71$ — il s'agit d'une personne mince. Un IMC normal se situe entre 17 et 24. Un IMC supérieur à 25 signale un surpoids et un IMC supérieur à 30 indique une problématique d'obésité. Dans le cas inverse, un IMC inférieur à 16,5 est un signe de dénutrition et/ou d'anorexie.

Chapitre 4

Comment le fasting agit sur notre équilibre hormonal

Pour bien comprendre le fonctionnement et les multiples bienfaits du jeûne, il est également important de savoir ce que sont les hormones et comment marche l'équilibre hormonal.

Une hormone est un messager biologique agissant avec une grande précision (chacune a sa spécificité) et à une vitesse impressionnante. On pourrait parler d'un réseau complexe de communications au service de notre survie : **le système hormonal est là pour réguler ce que l'on appelle l'« homéostasie » de notre corps, c'est-à-dire le maintien de certaines constantes du milieu intérieur.**

L'impact des choix et des fréquences alimentaires sur l'équilibre hormonal est souvent négligé par la population et par le corps médical, et pourtant, il a toute son importance. De nombreuses hormones entrent en effet en jeu et sont produites en fonction de nos rythmes biologiques et de différents stimuli extérieurs comme le stress, le fait de manger, de pratiquer une activité physique plus ou moins intensive, d'être à la lumière du jour, de dormir... On parlera ainsi des **rythmes circadiens** pour les cycles biologiques qui durent 24 heures.

Cette notion est importante pour comprendre **comment optimiser nos prises alimentaires et leur espacement dans le temps**, ce qui est le but du jeûne intermittent.

LE RÔLE DE L'INSULINE, HORMONE DE LA PRODUCTION D'ÉNERGIE ET DU STOCKAGE

Commençons par **une hormone clé impliquée dans chacune de nos prises alimentaires** : l'insuline. Lorsque l'on mange, le pancréas sécrète cette hormone, qui va permettre de **réguler le taux de sucre dans le sang.** Tous les glucides (féculents, céréales et sucres) mais aussi les protéines (en excès) vont stimuler la production de cette hormone. Les graisses ont, en revanche, un effet très faible voire nul sur la production d'insuline.

L'insuline a ainsi deux fonctions : la **production d'énergie** et le **stockage des réserves énergétiques.**

Mission n° 1 : la production d'énergie

Les glucides que nous mangeons sont transformés par le processus de digestion en glucose, ce qui fait augmenter le taux de sucre dans le sang. Le pancréas sécrète alors l'insuline, une sorte de « clé » qui va permettre au glucose de rentrer dans les cellules. Celui-ci sera utilisé pour fabriquer de l'énergie (sous forme d'ATP) dans nos **petites centrales énergétiques que l'on nomme les mitochondries.**

Pour cela, il faut que les récepteurs à insuline (les « serrures » de nos cellules), situés sur chacune de nos cellules, soient efficaces et répondent correctement, sinon le glucose pénètre difficilement… **Plus on sollicite ces récepteurs, et moins ils sont efficaces, d'où l'importance de ne pas se gaver de sucres (glucides) tout au long de la journée !**

COMMENT FONCTIONNE L'INSULINE ?

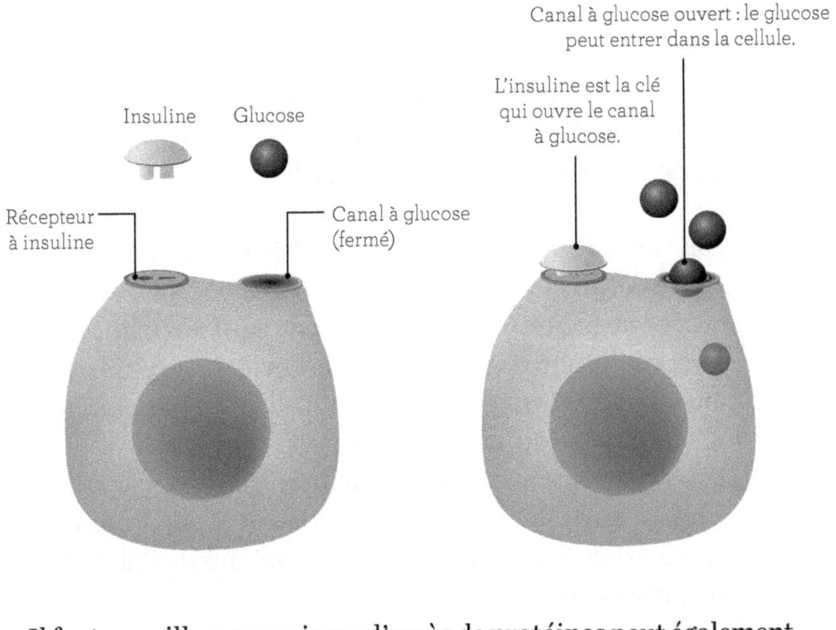

Il faut par ailleurs savoir que l'excès de protéines peut également entraîner la production d'insuline. En effet, les protéines que nous ingérons, par le processus de la digestion, vont être scindées en plus petites briques appelées acides aminés, qui seront utilisés par nos cellules pour de nombreuses fonctions. L'excédent de protéines, lui, est transformé en glucose, entraînant là encore une hausse du taux d'insuline. On oublie souvent cette voie, nommée néoglucogenèse.

Mission n° 2 : le stockage des excédents de glucose

L'insuline permet de stocker les excédents de glucose sous forme de glycogène dans le foie et les muscles, constituant ainsi des réserves intéressantes pour toute activité physique. Mais ces réserves sont limitées et vite atteintes. Conséquence : **l'excédent de glucose sera alors stocké sous forme de triglycérides** (de graisse, donc, via la lipogenèse) dans le foie (gare au « foie gras » !) et dans l'ensemble des autres réserves de graisse de notre corps (principalement autour du bassin chez les femmes, et du ventre, avec la graisse abdominale, chez les hommes). On comprend ainsi pourquoi les jus de fruits et soda industriels, riches en fructose (sirop de maïs et d'agave), peuvent provoquer obésité et maladie du foie gras, et cela dès le plus jeune âge !

Il est donc important de retenir que, **en faisant certains choix alimentaires (glucides en abondance, excès de sucres raffinés et excès de protéines), nous agissons sur l'augmentation de notre production d'insuline**. Si elle devient omniprésente, elle peut entretenir un phénomène d'insulino-résistance qui conduira à une prise de poids en continu et à l'apparition d'autres problématiques de santé (dont le diabète de type 2, l'obésité abdominale, les maladies cardiovasculaires, des pathologies neurodégénératives et tout type d'inflammations dont le cancer et les maladies auto-immunes).

À l'inverse, des niveaux d'insuline bas conduisent à une amélioration de notre sensibilité à l'insuline et au processus de déstockage.

Quel est l'impact du jeûne sur la production d'insuline ?

- En fonction de la durée du jeûne, le taux d'insuline va se stabiliser puis diminuer (une autre hormone va alors augmenter : le glucagon*), signalant au corps qu'il faut commencer à brûler l'énergie mise en réserve :
  - **Sous forme de glycogène dans un premier temps**, pendant les 4 à 36 heures de jeûne (en fonction de l'activité physique de la journée et des habitudes alimentaires) ;
  - **Sous forme de graisse stockée grâce à la lipolyse, dans un second temps.** Ce processus se met en place plus ou moins rapidement selon les personnes et suivant l'activité physique pratiquée (nous reparlerons p. 70 de l'intérêt d'un entraînement fractionné ou des séances HIIT), leur métabolisme (sensibilité à l'insuline notamment) et leurs habitudes alimentaires (l'alimentation *low carb* permettra de passer plus rapidement à ce mode de « brûlage » — voir p. 121).
- Si le jeûne est prolongé sur 24 heures, il permet de retrouver plus rapidement une sensibilité à l'insuline. D'autres mesures alimentaires devront aussi être mises en place en parallèle, tout particulièrement en cas de diabète de type 2 :
  - consommation d'aliments riches en oméga 3 (et complémentation en EPA et DHA) ;
  - alimentation riche en végétaux (fibres et phytonutriments) ;
  - mise en place d'un régime *low carb high fat* hypotoxique, voire cétogène hypotoxique (voir p. 129).

---

* Le glucagon est une hormone sécrétée par le pancréas dont le rôle est de stimuler la décomposition du glycogène contenu dans le foie en glucose.

Le Dr Jason Fung le pratique dans sa clinique avec de très bons résultats sur des personnes atteintes de diabète de type 2*. On peut ainsi affirmer que le jeûne couplé à ce type d'alimentation permet de normaliser et d'optimiser sa sensibilité à l'insuline, favorise la santé mitochondriale et donc offre un **moyen efficace de retrouver/maintenir son poids de forme et une bonne santé**.

Une perte... d'eau !

Notez que l'insuline entraîne une rétention de sel et d'eau. Lorsque l'on débute un jeûne intermittent couplé à une alimentation *low carb*, il est donc possible de perdre rapidement beaucoup de poids ; il s'agit en réalité d'une perte d'eau, due à la baisse du taux d'insuline. D'où l'intérêt de bien s'hydrater (voir p. 20) !

LE RÔLE DE LA LEPTINE ET DE LA GHRÉLINE, HORMONES DE LA SATIÉTÉ

Si vous n'êtes jamais rassasié et si vous grignotez toute la journée avec des envies permanentes de sucre, vous allez entretenir une résistance à la leptine (l'hormone de la satiété, une adipokine synthétisée par le tissu adipeux blanc) : elle ne répondra plus, votre cerveau ne recevra pas le message selon lequel vous avez assez mangé et il vous faudra encore et toujours manger...

---

* Lire *The Obesity Code*, traduit en français aux éditions Trécarré sous le titre *Code obésité*, 2017.

Quel est l'impact du jeûne sur la leptine et la ghréline ?

À l'inverse, le jeûne permet d'optimiser la sensibilité à cette hormone : son taux augmente, ce qui entraîne une **baisse de l'appétit**. La hausse de la leptine provoque en parallèle la baisse d'une autre hormone, la ghréline, qui a l'effet inverse. Produite dans l'estomac, cette hormone fait manger plus (on dit qu'elle est « orexigène »).

On comprend donc aisément le rôle bénéfique que joue le jeûne sur les taux de leptine et de ghréline : **quand on jeûne et qu'on réduit les prises alimentaires, on a paradoxalement moins envie... de manger !**

Un appétit variable au cours de la journée

À noter que le taux de ghréline est au plus bas vers 8 heures et au plus haut vers 20 heures, ce qui peut expliquer que de nombreuses personnes n'ont pas faim le matin au réveil. Cela peut faciliter un jeûne intermittent consistant à sauter le petit-déjeuner.

LE RÔLE DE L'AMPK, ENZYME DE LA RÉGULATION DU POIDS

L'AMP kinase (AMPK) est une enzyme qui joue un **rôle clé dans la régulation du métabolisme énergétique, dans le contrôle de la satiété et de la sensibilité des tissus en réponse à de nombreux signaux métaboliques et hormonaux.** En 1994, on a découvert qu'elle agissait comme un senseur métabolique permettant l'ajustement avec précision des besoins et disponibilités énergétiques de nos cellules. L'activité de l'AMPK varie avec le statut nutritionnel : elle est activée à jeun, donc durant un jeûne intermittent, et inhibée en période de satiété. L'insuline et le glucose désactivent l'AMPK. Elle est activée en réponse à des épisodes de stress énergétique comme l'absence de glucose et l'exercice physique. L'activation de l'AMPK stimule l'oxydation des acides gras et la glycolyse, et inhibe la synthèse des protéines, de cholestérol et des acides gras. L'AMPK favorise aussi la multiplication des mitochondries dans les muscles.

Une activation de l'AMPK par le jeûne est un **moyen de lutter contre l'insulino-résistance et le diabète insulino-indépendant**.

Quel est l'impact du jeûne sur l'AMPK ?

En cas de jeûne ou de restriction calorique, l'AMPK est activée et stimule les voies métaboliques impliquées dans la fabrication d'énergie par l'oxydation des acides gras et par l'augmentation de l'expression du transporteur du glucose (le GLUT4) et l'inhibition du stockage (graisses et glucose).

En d'autres mots, grâce à son action sur cette enzyme, **le jeûne vous fait brûler davantage d'énergie et limite le stockage des graisses**, ce qui est doublement bénéfique quand on veut perdre du poids.

LE RÔLE DE L'HORMONE DE CROISSANCE

Cette hormone (également appelée GH pour *growth hormone*) sécrétée par l'hypophyse joue un rôle essentiel dans la synthèse des protéines : elle est **indispensable à la croissance** (d'où son nom) **et au développement musculaire**. Elle agit sur la préservation de la masse musculaire et de la densité osseuse. Comme elle stimule la croissance et la reproduction des cellules, une sécrétion insuffisante ou au contraire excédentaire, quand elle est chronique, peut causer diverses pathologies : nanisme dans le premier cas, gigantisme dans le second.

Elle a également pour mission la mobilisation des réserves de graisses en source d'énergie, ce qui permet à l'organisme de préserver sa masse musculaire tout en diminuant la masse grasse. Elle entraîne en effet l'augmentation du taux de deux enzymes clés pour le brûlage des graisses : la lipase hépatique et la lipase lipoprotéine. On dit qu'elle a une **action lipolytique, c'est-à-dire brûle-graisse**.

La production de cette hormone se fait **durant le cycle du sommeil profond** : son taux augmente ainsi durant la nuit et il est maximum vers 4 heures du matin. Sa production est liée à celles du cortisol et de l'adrénaline, qui ont leurs pics durant cette même période de la nuit, au moment où le taux de sucre chute. GH, cortisol et adrénaline sont à eux trois des signaux pour augmenter la disponibilité du glucose et lutter contre les effets de l'insuline. Leur augmentation prépare le corps au réveil afin que plus de glucose soit disponible.

Quel est l'impact du jeûne sur l'hormone de croissance ?

L'organisme a besoin d'un taux optimal de cette hormone. **Un sommeil réparateur d'environ 7 à 8 heures ainsi qu'une activité physique quotidienne sont indispensables.**

Mais le plus grand stimulant de cette hormone est le jeûne. En effet, **lorsqu'on mange, il n'y a pas de sécrétion de GH**. Manger en excès a même l'effet délétère de faire chuter plus rapidement son taux. De plus, quand on vieillit, le taux d'hormone de croissance baisse forcément (un adulte n'a pas les mêmes besoins qu'un enfant qui se construit) : cela explique pourquoi, avec l'âge, on prend plus facilement du poids sans même changer son alimentation (la masse musculaire fond, remplacée par de la masse grasse qui consomme moins de calories).

Pendant la période de jeûne, la production de l'hormone de croissance augmente ; des chercheurs[11] ont ainsi montré qu'un jeûne de 24 heures entraîne une élévation du taux de cette hormone de 2 000 % chez l'homme et de 1 300 % chez la femme... On comprend donc l'intérêt vif des bodybuilders pour la pratique du jeûne intermittent ! Mais il peut être aussi intéressant pour tout le monde d'avoir un taux optimal de GH : c'est la **garantie de préserver ses muscles et de ne pas prendre de graisse** !

Le fasting, un secret anti-vieillissement ?

Plus on est jeune, plus notre taux d'hormone de croissance est élevé : il est au plus haut pendant l'enfance et atteint son point culminant à la puberté pour permettre la croissance, puis diminue légèrement jusqu'à 20 ans environ, tout en restant assez élevé. Après une phase de stabilisation, il baisse progressivement avec l'âge, avec des conséquences sur d'autres hormones, notamment la testostérone, qui baisse également. C'est ce qui explique plusieurs phénomènes liés à l'âge : la fonte musculaire, la hausse du stockage des graisses, la baisse du niveau d'énergie... Pour ralentir l'ensemble de ces processus, il faudrait donc que l'organisme se remette naturellement à produire de l'hormone de croissance. **C'est ce que permet le jeûne, mais bien sûr sans excès et de manière optimale**, car nous ne sommes plus des enfants (un excès pourrait servir aux cellules cancéreuses pour leur croissance !).

ET LES HORMONES DE CROISSANCE DE SYNTHÈSE ?

Depuis les années 1980, des hormones de croissance sont synthétisées en laboratoire. Elles sont utilisées dans l'élevage pour faire grossir les animaux plus vite, chez les enfants souffrant de troubles de la croissance, pour certaines pathologies (anomalies génétiques) ou bien dans le domaine sportif, comme dopants (ce qui est strictement interdit aujourd'hui). Dans les années 1980, elles ont fait l'objet d'un scandale sanitaire : des lots d'hormones ont été infectés par la maladie de Creutzfeldt-Jakob, ce qui a causé la mort de près de 120 enfants (soulignons que l'hormone était extraite de glande cérébrale prélevée sur des cadavres).
Il faut noter que ce sont des traitements très chers, et qui peuvent se révéler dangereux en cas d'abus. En effet, l'hormone de croissance de synthèse a de nombreux effets secondaires que l'on ne retrouve pas dans la synthèse naturelle : elle fait augmenter le taux de sucre dans le sang jusqu'à rendre pré-diabétique, et augmente également le risque de maladies cardiovasculaires et de cancer de la prostate. Il vaut donc mieux optimiser naturellement le taux de cette hormone !

LE RÔLE DU CORTISOL, HORMONE DU STRESS

Le cortisol est une hormone sécrétée par les glandes surrénales en cas de stress. Il permet de réagir face à une menace, de combattre ou de fuir face à une situation dangereuse ponctuelle en permettant la mise en place de différentes adaptations physiologiques (amener de l'énergie aux muscles pour combattre ou fuir, par exemple). Notre survie dépend donc du cortisol !

Le cortisol a son pic d'activité vers 7-8 heures du matin, au réveil. Mais parfois, l'action de cette hormone est prolongée, ce qui est le cas dans tous les stress chroniques professionnels où on ne peut malheureusement pas ou peu réagir (face à son patron ou un client, par exemple). Dans ce cas, **le taux de cortisol devient excessif sur une longue durée, ce qui a de nombreuses conséquences néfastes sur la santé** : dépression du système immunitaire, ulcère gastrique, œdèmes, déminéralisation, ostéoporose... Ce qui peut alors conduire à l'épuisement des surrénales et au burn-out. Le cortisol, dû à un stress psychologique ou physiologique, avec un taux anormalement élevé, est dans ce cas mauvais pour la santé.

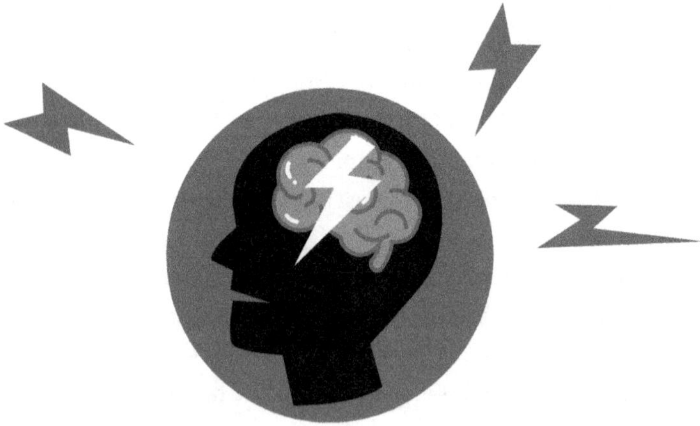

En outre, lors d'un stress prolongé, le cortisol **augmente l'appétit et favorise le stockage**, notamment au niveau abdominal, tout en freinant le déstockage (notez que le cortisol synthétique, contenu dans les médicaments, fait également grossir, principalement au niveau abdominal). Quand on est stressé, difficile donc de maigrir !

Une hormone essentielle

Le cortisol interfère aussi avec l'hormone de croissance, avec la sérotonine (neurotransmetteur de l'humeur, du bien-être et du contrôle des pulsions) et avec le bon fonctionnement de la thyroïde. D'où l'importance de réguler sa production.

Quel est l'impact du jeûne sur le cortisol ?

Si le stress prolongé et l'élévation durable du cortisol ont des effets néfastes, il n'en est pas de même du stress court que représente le jeûne (intermittent). En effet, l'élévation du cortisol durant une courte période permet d'augmenter la néoglucogenèse (fabrication de glucose à partir des protéines), de mobiliser les graisses, d'augmenter la force de contraction du cœur, la vasoconstriction périphérique, les sécrétions du suc gastrique et le contrôle des sites inflammatoires du corps... Toutes ces modifications ont pour but, comme nous l'avons vu, de nous permettre de combattre ou de fuir une situation dangereuse.

Selon le Dr Jason Fung, deux semaines de jeûne intermittent n'auraient pas d'effet significatif sur la hausse des niveaux de cortisol ; **une période de jeûne de 72 heures le ferait même chuter** !

JEÛNER, OUI, MAIS EN TOUTE SÉRÉNITÉ

Vous aurez compris combien il est important de **mettre en place un jeûne intermittent sans pression ni stress**, et pourquoi il est indispensable d'**apprendre à gérer ses émotions et tensions quotidiennes** (il existe pour cela plusieurs techniques : méditation, cohérence cardiaque, techniques de respiration, Pilates, yoga, qi gong...).

Que vous choisissiez de sauter le petit-déjeuner, le dîner ou le déjeuner, il est vraiment **important que ce choix soit en accord avec vos habitudes de vie, avec le moins de contraintes possibles, afin qu'il puisse être poursuivi dans la durée, sans aucun stress**. Le but est de vous rapprocher d'une durée optimale de 16 heures de jeûne sans que cela ne génère, répétons-le, de stress supplémentaire. Si vous démarrez un jeûne intermittent dans le cadre d'une perte de poids, il faut aussi qu'il s'accompagne de différentes pratiques de gestion du stress et d'une alimentation *low carb high fat* et hypotoxique, avec l'optique de préserver sa sensibilité à l'insuline et un bon sommeil !

Et si je ne perds toujours pas de poids ?

Si vous mettez en place un jeûne intermittent et ne constatez pas de résultats sur votre poids (voire une prise de poids), il peut être intéressant de faire vérifier votre taux de cortisol. Dans ce cas, il est conseillé de revoir votre stratégie alimentaire avec un nutritionniste spécialisé dans l'alimentation *low carb* et de mettre en pratique une technique de gestion du stress. C'est un marqueur important à ne pas négliger, tout particulièrement en cas de syndrome métabolique.

Chapitre 5

Les bienfaits du fasting au quotidien

Le jeûne intermittent présente de nombreux bienfaits sur la perte de poids et sur le maintien d'une bonne santé. Voici, concrètement, les résultats que vous pouvez obtenir grâce à cette pratique.

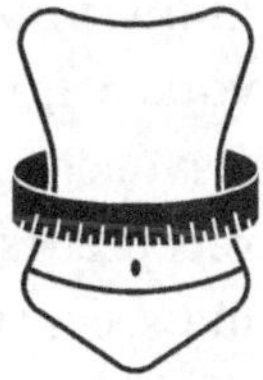

PERDRE DU POIDS SANS MALMENER SON CORPS

En faisant moins de repas (et, bien sûr, sans compenser en mangeant double aux repas suivants !), on réduit automatiquement ses apports caloriques. Ce qui est déjà un premier pas vers la perte de poids... Mais s'il suffisait de manger moins pour perdre du poids, et surtout pour ne pas en reprendre, les régimes hypocaloriques seraient la panacée !

Pourtant, on sait très bien, aujourd'hui, que le slogan « mangez moins et dépensez-vous plus » n'est pas correct.

Pourquoi les régimes hypocaloriques sont-ils inefficaces ?

Certes, un régime hypocalorique entraîne une perte de poids qui peut être rapide, voire très rapide s'il est particulièrement restrictif. Mais il induit aussi forcément une reprise de poids après le régime : c'est le fameux « effet yo-yo » car, lorsque vous arrêtez ce régime, vous reprenez une alimentation traditionnelle qui, même sans excès, reste riche en glucides.

De plus, durant ce régime, vous n'avez pas spécialement diminué les glucides, car vous vous êtes fondé sur les calories. Vous vous êtes sûrement dit : « 1 g de glucides = 4 kcal ; 1 g de lipides = 9 kcal ; 1 g de protides = 4 kcal », ce qui vous a incité à diminuer fortement les graisses. **C'est une grosse erreur car, effectivement, vous apportez moins de calories à votre corps, mais vous n'agissez pas du tout sur votre taux d'insuline** (qui reste élevé) **et n'améliorez pas votre sensibilité à l'insuline** (par vos récepteurs). Vous vous êtes habitué à consommer peu de calories mais, comme vous n'arrivez pas à puiser correctement dans vos réserves de graisse, vous avez fait chuter votre métabolisme de base. Résultat : **après votre régime, vous vous retrouvez avec un métabolisme qui peut être fortement réduit**. Vous reprenez une alimentation plus équilibrée (car vous ne pouvez pas vous affamer toute votre vie !) mais, à cause de ce régime, vous ne pouvez plus manger le même nombre de calories, ayant un métabolisme de base réduit : cela entraîne inévitablement une prise de poids qui sera plus conséquente que le poids initial avant le régime !

Vous comprenez que la clé est la **régulation de votre taux d'insuline** et le fait d'**optimiser la sensibilité des récepteurs cellulaires à l'insuline**.

Une perte de poids saine avec le fasting

Le jeûne intermittent, couplé à une alimentation *low carb*, va permettre d'avoir une action durable sur la perte de poids en agissant sur l'insuline et en optimisant le taux de nombreuses hormones. De plus, vous ne perdez pas seulement du poids : vous améliorez également votre santé en permettant à votre corps de fonctionner de manière optimale. Car, il est important de le souligner, une prise de poids peut conduire à un diabète de type 2 et à des complications plus graves pour la santé.

Le jeûne intermittent présente ainsi de nombreux bienfaits :

- **Une baisse du taux d'insuline et une meilleure sensibilité à cette hormone.** Pour rappel, l'insuline est l'hormone qui permet la régulation de la glycémie. Elle permet au glucose de rentrer dans les cellules. Mais c'est aussi l'hormone du stockage (du glucose en excès sous forme de triglycérides dans le tissu adipeux, voir p. 41). Grâce au jeûne intermittent, l'insuline n'est plus produite en permanence. Le taux chute, surtout si vous mettez en place un régime cétogène ! Les récepteurs à insuline retrouvent progressivement leur sensibilité, ce qui permet à l'organisme d'utiliser plus de glucose pour produire son énergie et de ne pas le stocker sous forme de graisse. De plus, cela l'incite à utiliser son deuxième « placard » (les réserves de triglycérides, voir p. 46), donc de brûler des graisses et de maigrir.
- **Une augmentation de la production de l'hormone de croissance.** Cela explique pourquoi le jeûne présente l'avantage, par rapport à bon nombre d'autres régimes minceur, de maintenir la masse maigre, c'est-à-dire les muscles. En effet, quand on mange après une période de jeûne, les calories ingérées vont être utilisées pour construire du muscle, et non être stockées sous forme de graisse. Dire que, quand on saute un repas,

on stockera davantage au suivant est donc totalement faux ! Le Dr Jason Fung l'a bien démontré dans *The Obesity Code* (voir aussi p. 52) – il suit d'ailleurs avec succès, au Canada, de nombreuses personnes pour des problématiques de poids très importantes. Bien sûr, si, en plus du jeûne, vous pratiquez de l'exercice physique, vous pourrez développer votre masse musculaire. Cette méthode est d'ailleurs utilisée par de nombreux sportifs, notamment les bodybuilders ou dans l'univers du fitness.

- **Une augmentation de la libération de noradrénaline, hormone de combustion des graisses.**
- **Une régulation de la ghréline, qui est l'hormone de la faim** (quand son taux est bas, vous n'avez pas envie de manger ; quand son taux est élevé, cela vous incite à manger. Un taux élevé favorise également l'accumulation de graisse abdominale, comme l'a démontré une étude[12].

VIVRE EN MEILLEURE SANTÉ ET PLUS LONGTEMPS

On l'a vu un peu plus haut : la restriction calorique est la clé pour allonger la durée de vie (voir p. 56). Mais les bienfaits du jeûne intermittent vont au-delà de la simple restriction calorique...

La stimulation de l'autophagie et de la réparation cellulaire

Pendant le jeûne intermittent, un autre phénomène se produit : l'organisme passe au crible toutes ses réserves pour voir celles qui lui sont inutiles, celles qu'il peut utiliser et ce qu'il peut réparer.

Tri et recyclage cellulaire

Le terme d'autophagie a été inventé par le Belge Christian de Duve, prix Nobel de médecine en 1974 et, en 2016, le Japonais Yoshinori Ohsumi a reçu le prix Nobel de médecine pour ses travaux sur ce sujet. Mais le concept est né plus tôt, dans les années 1960. L'autophagie est un processus complètement naturel qui régule l'homéostasie cellulaire.

En clair, les cellules se « mangent » elles-mêmes et évacuent les déchets vers un « compartiment de recyclage » appelé lysosome. Ce processus permet aux cellules de **se débarrasser des déchets** (bactéries, virus, amas de sucre, toxines...), mais aussi de **recycler les composants des cellules endommagées** (organites défectueux de la cellule, mitochondries...).

Réparation cellulaire

Autre atout : dans l'autophagie, les cellules ne se contentent pas de faire un grand nettoyage. Elles sont aussi capables de **restaurer le bon fonctionnement des mitochondries** (les petites centrales énergétiques au cœur des cellules). Des études ont par exemple démontré que, lors d'une maladie neurodégénérative (comme la maladie d'Alzheimer), le jeûne pousse non seulement les neurones à éliminer leurs toxines, mais aussi à régénérer les mitochondries abîmées. C'est d'autant plus important lorsque l'on connaît le rôle crucial des mitochondries en prévention du cancer*...

L'autophagie est donc un processus biologique indispensable pour être en bonne santé, car il permet au niveau cellulaire de se détoxifier et de se réparer. À la clé, une véritable cure de

* Lire à ce propos *Cancer : un traitement simple et non toxique*, du Dr Laurent Schwartz, éditions Thierry Souccar, 2016.

détoxication et un vrai rajeunissement ! **Optimiser l'autophagie permettrait ainsi de vieillir plus lentement et dans de meilleures conditions.** Il a été mis en évidence que, dans toutes les maladies inflammatoires et neurodégénératives, l'autophagie se faisait mal. Le jeûne pourrait permettre de restimuler ce processus vital. De là à dire que le jeûne intermittent est la solution anti-vieillissement, il n'y a qu'un pas !

COMMENT ACTIVER L'AUTOPHAGIE ?

L'autophagie peut être stimulée en adoptant une alimentation riche en végétaux, pauvre en glucides, riche en fibres pour la santé du microbiote, riche en bons acides gras (principalement oméga 3 et triglycérides à chaîne moyenne, des acides gras saturés spécifiques) permettant d'augmenter le taux de corps cétoniques produits (alimentation à tendance cétogène). Il est également possible de miser sur les phytonutriments et certains acides gras de plantes (dont le resvératrol, la quercétine, l'acide oléique, l'acide alpha-linolénique). La restriction calorique et le jeûne intermittent, tout comme une activité physique à haute intensité (le « fractionné », voir p. 71), stimulent également les processus d'autophagie.
Une alimentation riche en protéines a l'effet inverse, car elle stimule IGF-1 et mTOR (chef d'orchestre de l'inflammation), tous deux puissants inhibiteurs de l'autophagie.

Des enzymes qui renforcent la longévité

Au cours du jeûne, et plus généralement de la restriction calorique, l'organisme active des enzymes, les **sirtuines**, qui affectent le métabolisme cellulaire en régulant l'expression de certains gènes (épigénétique). À ce jour, on en connaît sept chez les humains, numérotées de SIRT1 à SIRT7. La sirtuine 1 est une enzyme codée par le gène SIRT1, et c'est le même principe pour les six autres sirtuines. Leur nom provient de *Silent mating type Information Regulation Two* (régulatrices silencieuses de la transcription), le gène responsable de la régulation cellulaire chez les levures (« -ine », dans « sirtuine », étant la terminaison conventionnelle pour les protéines).

Ce sont des enzymes présentes dans pratiquement tous les organismes vivants, y compris les bactéries. Elles participent à la **régulation de nombreuses voies biologiques** et jouent un rôle primordial dans un grand nombre de processus biologiques, notamment dans la régulation du vieillissement, de l'inflammation, de la résistance au stress, des fonctions mitochondriales, ainsi qu'un rôle de stimulation de l'autophagie et de stimulation de la transcription des gènes FOXO, qui ont des rôles complémentaires dans l'autophagie, la longévité, les défenses immunitaires...

Une fois stimulées, ces enzymes agissent dans de nombreux domaines : sur la réparation du patrimoine génétique, la résistance au stress, la survie des neurones, la mort prématurée des cellules... **Elles augmentent la sensibilité à l'insuline, diminuent l'inflammation, accélèrent la destruction des graisses...** Leur action est stimulée par la restriction calorique induite par le jeûne. En quelque sorte, quand l'organisme est confronté au stress de la restriction calorique, les sirtuines mettent en place une réponse défensive de l'organisme, un « programme de survie » qui permet au corps de s'auto-réparer et de fonctionner de manière optimale. La restriction calorique, l'activation de SIRT1 (et des autres) et des protéines à effets similaires (FOXO), les STAC (*Sirtuin activating molecules*, qui sont des molécules activant les sirtuines), augmentent la longévité et contribuent à vivre en bonne santé !

BOOSTER ET DÉTOXIFIER SON ORGANISME

De nombreux animaux pratiquent naturellement le jeûne, certes pas par choix, mais par nécessité, quand la nourriture vient à manquer pendant certaines saisons. C'est le principe de l'hibernation. Ils peuvent tenir des semaines entières sans nourriture. Ils le font également de manière assez naturelle lorsqu'ils sont malades. Il faut en effet savoir que **la digestion brûle une énorme quantité d'énergie**. Énergie qui pourrait être allouée à autre chose, en l'occurrence au système immunitaire et au processus de guérison, quand l'organisme est malade. Si nos grands-parents avaient l'habitude de manger léger (un bouillon et au lit !) quand ils étaient malades, c'était pour cette raison !

Il faut aussi savoir que **la digestion engendre la production de nombreux déchets**. Toute machine qui brûle des combustibles pour fonctionner produit des déchets. L'organisme humain ne fait pas exception. Il a heureusement des systèmes performants pour éliminer ces déchets : c'est le rôle des émonctoires, que sont les intestins, le foie, les reins, la peau et les poumons.

Or, ce système d'élimination est saturé par une surabondance de nourriture, mais aussi par la mauvaise qualité de cette nourriture, bourrée de toxiques, de sucres rapides ou de mauvaises graisses. L'organisme s'encrasse alors et la maladie guette. Le jeûne, à condition d'être bien mené, permet une accélération de l'élimination des déchets et toxines accumulés. **En jeûnant de temps en temps, vous offrez à votre organisme une remise à zéro, vous donnez à ses systèmes de nettoyage l'occasion de repartir sur de nouvelles bases pour faire leur travail de manière optimale.**

OPTIMISER LES BIENFAITS DE L'ACTIVITÉ PHYSIQUE ET SPORTIVE

Il existe de nombreux bénéfices à intégrer le jeûne intermittent dans le cadre d'une activité physique, que ce soit de la musculation, du fitness ou un sport d'endurance comme le vélo ou la course à pied :

- Le jeûne intermittent fait baisser le taux d'insuline, ce qui permet de **limiter les inflammations**.
- Le jeûne intermittent couplé à l'activité physique permet de **brûler plus de graisses lorsque l'on pratique à jeun et pendant plus longtemps** : les lipides sont utilisés comme source d'énergie principale, même en cas d'effort intensif, et l'oxydation des graisses se déroule sur 24 heures. Plusieurs études[13] ont démontré ce processus chez des hommes sportifs. Une étude[14] datant de 2017 prouve que cela se met également en place chez les femmes sportives.
- **Cela rend les récepteurs à insuline plus sensibles**, ce qui est intéressant lorsqu'on réintègre des glucides (à index glycémique bas, voir p. 163) en vue d'une compétition afin d'optimiser ces récepteurs et la fabrication d'ATP dans les mitochondries (voir p. 48).
- Le jeûne intermittent **stimule la synthèse mitochondriale**, ce qui est d'autant plus important pour progresser et réaliser des performances dans son activité physique comme le montre une étude[15] de 2013 de l'École suédoise des sports et de la santé faite sur des cyclistes de haut niveau avec des niveaux de glycogène faibles. Cette étude a en effet montré que l'exercice pratiqué avec des niveaux de glycogène bas amplifie l'expression du marqueur principal associé à la multiplication des mitochondries et que l'entraînement dans ces conditions aide à brûler plus de graisses et à augmenter le potentiel oxydatif des muscles, et cela même chez des sportifs très entraînés.

- La pratique du jeûne intermittent, tout comme l'exercice physique et en particulier le HIIT (exercices intensifs de courte durée, voir encadré ci-après), permet également une **meilleure optimisation du taux d'hormone de croissance** (HGH, voir aussi p. 55), ce qui permet de stimuler la masse musculaire et de brûler plus de graisses. Selon une étude de 2011[16], le taux d'hormone de croissance augmenterait en moyenne de 1 300 % chez la femme et de 2 000 % chez l'homme lors d'un jeûne de 24 heures.

EXERCICES DE HAUTE INTENSITÉ ET HORMONE DE CROISSANCE

Selon une étude de huit semaines réalisée par le coach sportif américain Phil Campbell, les exercices de haute intensité (HIIT), tout particulièrement le programme qu'il a mis en place (*Sprint8 Program*), permettent une meilleure stimulation de l'hormone de croissance et, par conséquent, une **amélioration du tonus musculaire, une oxydation plus importante des graisses, une amélioration de la vitesse et des performances sportives, et une augmentation de l'énergie**.
Lors de cette étude, il montre que ces séances augmentent l'hormone de croissance, en moyenne, de 771 % en seulement 20 minutes. Pourquoi ? Parce que **ce sont les fibres musculaires rapides qui sont stimulées** (elles sont rarement utilisées lors de la plupart des programmes d'exercices, notamment en endurance ; ce sont généralement les fibres lentes qui sont sollicitées). Cela se traduit également par une **augmentation de la combustion des graisses** chez les participants. À la fin des huit semaines, les résultats ont été phénoménaux : la perte moyenne de graisse corporelle a été de 31 % !

Dans le détail, ce programme se base sur des exercices intensifs : 30 secondes à fond, suivies d'une phase de récupération de 1'30 min. Cet enchaînement est réalisé 7 à 8 fois. C'est d'ailleurs le principe des séances de fractionné en course à pied sur piste (séances de 30 secondes/30 secondes ou séries de 100 mètres/200 mètres, par exemple). Il faut bien sûr prévoir également un temps d'échauffement et un temps de récupération. Ces exercices doivent être pratiqués 3 fois par semaine. Il est important **de ne pas les faire plus souvent, car cela serait néfaste pour le corps, qui a besoin de récupérer** : il faut en effet patienter **48 heures entre deux séances intensives** afin de permettre aux fibres à contraction rapide de se rétablir et de récupérer complètement. Pour information, lors d'une séance en endurance (exercice long et lent), les fibres à contraction lente, qui sont principalement sollicitées, peuvent se rétablir en 24 heures.

Couplée au jeûne intermittent, cette méthode ne peut qu'être bénéfique pour les sportifs et les personnes qui cherchent à perdre du poids.

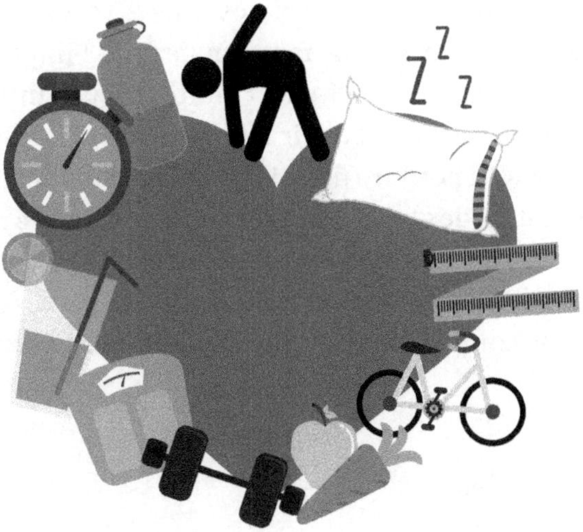

- Selon Ori Hofmekler, expert en fitness et auteur de *The Warrior Diet** et de *Maximum Muscle, Minimum Fat***, le jeûne intermittent associé à des exercices physiques permet d'**optimiser la perte de graisse et l'augmentation de la masse musculaire**. En pratique, il propose un jeûne de 20 heures (intégrant une alimentation protéinée durant la fenêtre métabolique des 30 minutes à 2 heures après chaque séance sportive) et un seul repas complet en fin de journée (avec des protéines, de bons acides gras, notamment des oméga 3, et des glucides à index glycémique bas – voir p. 163 – sans limitation). Cela fonctionne tout particulièrement lorsqu'on est céto-adapté, c'est-à-dire quand on privilégie une alimentation pauvre en glucides[1] surtout pauvre en glucides rapides. Ce qu'il faut retenir, c'est que la combinaison du jeûne intermittent et d'une activité physique permet d'optimiser l'AMP cyclique (il s'agit d'une cascade de réactions enzymatiques responsable de la production du glucose, et qui améliore donc le rendement énergétique) et booste les activités anaboliques. La rupture du jeûne doit avoir lieu juste après l'effort pour optimiser la fenêtre métabolique (dans les 30 minutes à 2 heures maximum) via une prise de protéines (en moyenne 20 à 25 g) et de bons acides gras (oméga 3). Il ne faut jamais faire l'impasse sur les repas de récupération post-effort lors d'un jeûne intermittent, mais si l'on veut promouvoir la libération de l'hormone de croissance (qui perdure dans les 2 heures suivant l'effort), la consommation de glucides après l'exercice doit être restreinte, et il faut plutôt privilégier les protéines et les acides gras. Pour une récupération rapide en tant qu'athlète professionnel ou suite à une compétition, les glucides à index glycémique bas

---

* Blues Snake Books, 2007.

** North Atlantic Books, 2008.

devront être conservés pour optimiser cette récupération (et non le taux d'hormone de croissance).

- De nombreuses études ont également montré que **s'entraîner à jeun augmentait la capacité du corps à utiliser l'oxygène**, donc augmentait le VO2max (volume d'oxygène maximum, c'est-à-dire la quantité maximale d'oxygène que le corps consomme lors d'un effort intense par unité de temps). Les sportifs ayant un VO2max élevé possèdent les meilleures capacités physiques pour les sports d'endurance. C'est pourquoi il est pertinent, chez le sportif, de prévoir 1 à 2 jours de jeûne intermittent par semaine, en intégrant sa séance d'entraînement juste avant la fin du jeûne. Pour la récupération musculaire, rappelons qu'il faudra s'alimenter dans les 30 minutes à 2 heures après cette séance.

Chapitre 6

Les bienfaits du fasting sur les maladies les plus courantes

La perte de poids est l'une des motivations les plus connues du jeûne intermittent. Mais ce n'est pas la seule ! En effet, le fasting peut aussi être envisagé comme une approche bénéfique pour prévenir et soulager certaines pathologies.

DIABÈTE DE TYPE 2 : AMÉLIORER LA SENSIBILITÉ À L'INSULINE

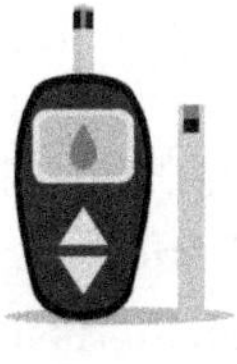

Le diabète de type 2 constitue aujourd'hui une véritable épidémie. **415 millions de personnes sont atteintes du diabète dans le monde** d'après la Fédération internationale du diabète (FID), des estimations particulièrement alarmantes. Et l'Organisation mondiale de la santé (OMS) prévoit 622 millions de diabétiques d'ici 2040 ! Selon l'OMS, le diabète pourrait devenir la 7e principale cause de décès dans le monde d'ici 2030... En France, les chiffres sont tout aussi déplorables et le diabète de type 2 touche de plus en plus de jeunes de moins de 20 ans.

Pour bien comprendre comment le jeûne intermittent peut être bénéfique dans le cadre de cette maladie, il faut d'abord savoir ce qu'est le diabète. Il est provoqué par la **défaillance des récepteurs à insuline présents sur chacune des cellules** (voir p. 49). Leur action est perturbée par une consommation trop importante d'aliments à indice insulinique élevé, qui s'accompagne aussi souvent de carences, notamment en magnésium, chrome, vitamine E. Ces récepteurs deviennent alors résistants au signal d'« ouverture de la porte » : ils ne sont plus capables d'ouvrir la serrure de la cellule pour y faire entrer le glucose. Submergés par trop d'insuline, ils ne répondent plus correctement. Cela entraîne l'hyperinsulinémie. À terme, le pancréas, sur-sollicité afin de pouvoir fournir de l'insuline pour réguler en permanence le taux de glucose dans le sang, finit par s'épuiser et la production d'insuline chute, malgré le besoin.

L'insuline favorise aussi le stockage du glucose sous forme de glycogène (muscles et foie), car elle augmente la perméabilité du glucose au niveau des hépatocytes (cellules du foie) et au niveau des muscles. Elle provoque aussi un arrêt de la production de glucose à partir des réserves (on ne puise plus dans ces réserves – le fameux deuxième placard, voir p. 46). Elle agit également au niveau du tissu adipeux, en favorisant le stockage du glucose sous forme de triglycérides, c'est-à-dire de graisses. En d'autres mots, au niveau des adipocytes, elle augmente la lipogenèse, bloque la lipolyse et augmente la perméabilité cellulaire au glucose. **Trop d'insuline entraîne ainsi une prise de poids ; une masse grasse abdominale peut s'installer, siège d'une inflammation qui crée une diminution de la sensibilité à l'insuline.**

Quels sont les bienfaits du jeûne sur le diabète de type 2 ?

Lors d'un jeûne prolongé, mais aussi d'un jeûne intermittent ou d'une activité intense et/ou de longue durée (marathon ou entraînement fractionné de haute intensité, par exemple – voir p. 71), le taux de glucose dans le sang (glycémie) baisse considérablement : **un système de régulation hormonale se met alors en marche pour stabiliser le taux de glucose dans le sang.** Plusieurs hormones interviennent : le glucagon, qui est l'hormone « contraire » de l'insuline sécrétée par le pancréas, mais aussi l'adrénaline et le cortisol (hormones du stress sécrétées par les surrénales), l'hormone de croissance et les hormones de la thyroïde.

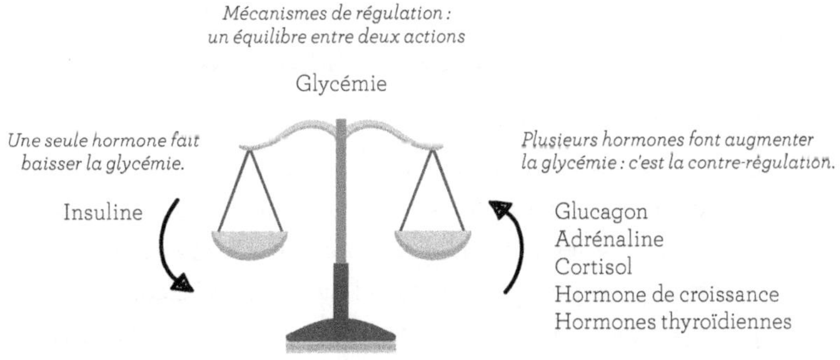

L'EFFET DES DIFFÉRENTES HORMONES SUR LA GLYCÉMIE

On comprend donc que cesser d'apporter des glucides à son corps en mettant en place une alimentation *low carb,* voire cétogène (selon votre cas), ou en jeûnant (ce qui entraîne alors une suppression stricte des glucides pendant la durée du jeûne) sont deux méthodes efficaces pour retrouver une homéostasie (c'est-à-dire le bon équilibre de l'organisme), ainsi que la sensibilité à l'insuline.

Bien sûr, la pratique d'un jeûne de 5 jours n'est pas si simple à mettre en œuvre (rappelons qu'un accompagnement dans un centre est indispensable dans tous les cas de jeûne prolongé). La solution consiste à **se tourner vers le jeûne intermittent, couplé avec une alimentation *low carb* qui permettra de mimer un jeûne plus long**. Cela sera non seulement bien plus simple à mettre en place dans la durée, mais permettra aussi de changer profondément vos habitudes alimentaires.

Différentes études[17] ont montré que **jeûner pendant 24 heures deux jours par semaine permettait de retrouver une sensibilité à l'insuline**. Il faudra bien sûr s'astreindre en parallèle à une alimentation *low carb*.

Un suivi indispensable !

Dans tous les cas, si vous êtes diabétique, que vous prenez des médicaments pour cette maladie et que souhaitez mettre en place ces changements alimentaires, **il est important d'en parler à votre médecin**. Le suivi devra en effet être plus important, car il faudra **réajuster les dosages de votre médicament** (souvent, il s'agit de molécules qui font baisser le taux de glucose dans le sang). Vous devrez également mesurer votre glycémie au moins 2 fois par jour, voire 4 fois par jour, pour vérifier que vous n'êtes pas en hypoglycémie (ce qui serait dangereux pour votre santé). Durant le jeûne intermittent, prenez votre médicament lors de votre repas, et non durant la période d'abstinence.
Avec le suivi de votre médecin et d'un thérapeute formé au jeûne intermittent et à l'alimentation cétogène hypotoxique, vous pourrez mettre en place ces mesures nutritionnelles dans les conditions idéales pour retrouver la santé.

MALADIES INFLAMMATOIRES : RÉDUIRE LES MARQUEURS DE L'INFLAMMATION

L'inflammation est un phénomène naturel de défense, indispensable à la survie de l'organisme : elle permet la réparation et la cicatrisation, en cas d'agression. Mais si elle devient chronique, on parle d'« inflammation à bas bruit » ou, en termes scientifiques, d'« inflammation de bas grade ». C'est le lit de toutes les problématiques de santé ! Cette inflammation peut en effet mener à des maladies de type cardiovasculaire, au diabète de type 2 (qui est une maladie inflammatoire), au surpoids et à l'obésité, au cancer, aux maladies auto-immunes, aux maladies neurodégénératives et à l'inflammation du tube digestif.

L'alimentation moderne, riche en aliments à index glycémique élevé, participe activement aux inflammations de bas grade. Un taux d'insuline élevé induit en effet une inflammation systémique. Mais c'est aussi vrai dans le sens inverse : une augmentation du stress oxydatif et de l'inflammation peut entraîner une résistance à l'insuline[18]. Les deux principaux « chefs d'orchestre » de l'inflammation sont mTOR et NF kappaB. NF kappaB est activé, entre autres, par les facteurs de croissance, notamment l'insuline. mTOR est également activé par les facteurs de croissance (IGF et insuline, notamment) et les acides aminés (en particulier la leucine), issus d'une alimentation trop riche en protéines.

La cause la plus commune de l'inflammation chronique non infectieuse, c'est l'obésité. En effet, le système immunitaire n'est pas la seule source des messagers inflammatoires (cytokines). Les cellules graisseuses entourant les organes génèrent aussi des médiateurs pro-inflammatoires (TNF-alpha et IL 6). Les cytokines inflammatoires induisent des cascades de signalisation qui inhibent la capacité du récepteur à insuline à fonctionner.

Cela aboutit à l'insulino-résistance. **Ainsi, l'obésité est une cause majeure d'inflammation chronique et le diabète de type 2 est l'une des conséquences les plus répandues de cette inflammation chronique.**

> **INFLAMMATION ET RÉSISTANCE À L'INSULINE SONT LIÉES**
>
> Une équipe américaine[19] a étudié le rôle, dans le diabète, d'une enzyme, la *fatty-acid synthase* (FAS). Cette enzyme intervient dans la production des graisses. En analysant l'intestin de souris dépourvues de FAS, ils ont montré que l'absence de cette protéine entraînait des changements importants dans l'équilibre intestinal et provoquait une inflammation. La FAS est sensible à l'insuline, et la résistance à l'insuline diminue la synthèse de l'enzyme. La résistance à l'insuline entraîne donc un mauvais fonctionnement de la FAS, ce qui crée des inflammations augmentant la résistance à l'insuline. Un vrai cercle vicieux…

De plus, 80 % des déclenchements d'inflammation seraient en lien avec une dysbiose intestinale (déséquilibre) qui provient d'excès alimentaires, de mauvaises associations alimentaires (viande et glucides associés, notamment), d'une mauvaise qualité de cette alimentation et de l'absence de légumes, par exemple (absence de fibres et polyphénols présents dans les légumes). Mais l'inverse est également vrai : l'inflammation déséquilibre aussi le microbiote et l'écosystème digestif. D'où l'importance, dans les deux cas, de mettre au repos son système digestif par le jeûne intermittent.

Quels sont les bienfaits du jeûne sur l'inflammation chronique ?

Certaines études montrent que **le jeûne permet de réduire les marqueurs de l'inflammation**. Une étude[20] a par exemple été menée sur des personnes en surpoids atteintes d'asthme modéré. Elles ont été invitées à suivre un jeûne intermittent, qui consistait à alterner des journées d'alimentation normale avec des journées à apports caloriques réduits (20 % d'une journée normale). Au bout de huit semaines de mise en pratique, les participants ont non seulement perdu du poids (environ 8 %), mais ils ont aussi constaté une baisse de leurs marqueurs d'inflammation et de stress oxydatif, et une amélioration de leurs symptômes liés à l'asthme. En clair, **en jeûnant, vous limitez voire stoppez l'inflammation**.

Des scientifiques ont également montré qu'un jeûne de 2 à 4 jours permet de remettre à zéro le système immunitaire (voir p. 97), ce qui est bénéfique pour faire baisser l'inflammation et lui permettre de fonctionner de nouveau de manière optimale, et que le fait de mettre en place un jeûne intermittent couplé avec une alimentation cétogène permettait de prolonger les effets de ce jeûne.

Un suivi indispensable !

Si vous souffrez d'une maladie inflammatoire ou de pathologies auto-immunes et que vous prenez des médicaments, avec ce changement alimentaire (diète cétogène hypotoxique et jeûne intermittent associé), vous serez amené à diminuer très progressivement, notamment, vos anti-inflammatoires. Un suivi avec votre médecin et un nutrithérapeute formé au jeûne intermittent et à la diète cétogène seront donc indispensables. Avec ce suivi, vous pourrez mettre en place ces mesures nutritionnelles dans les conditions idéales pour retrouver la santé.
Durant le jeûne intermittent, prenez vos médicaments lors de votre repas, et non durant la période d'abstinence.

MALADIES CARDIOVASCULAIRES : RÉDUIRE LES FACTEURS DE RISQUES

Nous l'avons vu p. 41 : lorsque les réserves de glycogène sont pleines, un excès de glucides est transformé en graisse dans le foie, et plus précisément en triglycérides. Ces triglycérides circulent dans le sang grâce à un transporteur (VLDL, *very low-density lipoprotein*) qui, entre autres, est utilisé pour fabriquer le LDL (souvent surnommé le « mauvais » cholestérol, voir encadré ci-après). Ce qui est le **facteur de risque le plus important de pathologies cardiovasculaires est donc bien un taux élevé de triglycérides**, qui sera corrélé à un taux élevé de LDL. C'est la thèse du Dr Jason Fung qui soigne aussi bien l'obésité que les maladies cardiovasculaires et qui a mis en place un programme baptisé *Intensive Dietary Management* pour suivre ses patients.

LE CHOLESTÉROL, INDISPENSABLE À L'ORGANISME

Un taux de cholestérol élevé dans le sang est traditionnellement considéré comme un risque important de pathologie cardiovasculaire. Pourtant, **le cholestérol est vital pour la santé** et est utilisé par chacune des cellules du corps :

› C'est un composant majeur des membranes cellulaires : il contribue à leur stabilité et au maintien de leurs structures en s'intercalant entre les phospholipides (formant la bicouche de la membrane). Dans la membrane, il permet la formation de radeaux lipidiques, zone essentielle à l'ancrage de protéines fonctionnelles.

› Le cholestérol est aussi le précurseur des acides et sels biliaires, qui sont indispensables à la digestion des graisses, notamment des acides gras oméga 3 dont on connaît l'importance dans la prévention des maladies cardiovasculaires.

› Le cholestérol est le précurseur des hormones stéroïdes, notamment les hormones sexuelles.

› C'est l'un des composants des gaines de myéline (gaine isolante des cellules nerveuses). Il participe à la formation des membranes cérébrales.

› Le cholestérol est aussi précurseur de la vitamine D, qui est fondamentale pour notre système ostéo-articulaire.

› Le cholestérol est fabriqué par le foie pour 80 % de nos besoins, le reste provenant de notre alimentation.

On parle souvent de « bon » et de « mauvais » cholestérol. C'est un abus de langage car, en réalité, **il n'y a qu'un cholestérol** : le cholestérol total. Celui-ci voyage, embarqué dans une protéine (lipoprotéine). Ce que l'on appelle le « bon » cholestérol est associé à une lipoprotéine de haute densité (ou HDL, *high-density lipoprotein*), tandis que le mauvais est associé à une lipoprotéine de basse intensité (ou LDL, *low-density lipoprotein*). **C'est ainsi**

→

le taux élevé de LDL qui est problématique et qui constitue un facteur de risque important de maladies cardiovasculaires, car c'est ce transporteur qui dépose le cholestérol au niveau des cellules, tandis que le HDL (le « bon ») est chargé de reprendre les stocks en excès.
Pour en savoir plus sur ce sujet : *Dites à votre médecin que le cholestérol est innocent, il vous soignera sans médicaments*, du Dr Michel de Lorgeril, éditions Thierry Souccar, 2016.

Contrairement aux idées reçues, **une alimentation pauvre en cholestérol** (supprimer les œufs, réduire les graisses...) **ne fera pas baisser le cholestérol**, car c'est le foie qui fabrique les trois quarts de notre cholestérol. Manger moins de cholestérol entraînera une production plus importante de cholestérol par le foie, car ce dernier régulera ses besoins et, si le cholestérol n'est pas apporté par l'alimentation, le foie augmentera sa production de cholestérol endogène, qui correspond d'ailleurs à environ 80 % de nos réserves de cholestérol !

Retenez que ce qui est mauvais pour la santé est un taux élevé de triglycérides, de VLDL (précurseur du LDL), et tout spécifiquement de LDL oxydé.

Quels sont les bienfaits du jeûne sur les risques de maladies cardiovasculaires ?

La solution la plus pertinente est d'**adopter une alimentation *low carb*** qui permettra de faire baisser le taux de triglycérides. **L'associer à un jeûne intermittent évitera de produire de nouveaux triglycérides et permettra donc de puiser dans le « deuxième placard »** (voir p. 46). Résultat : le taux de triglycérides va inévitablement chuter, le taux de VLDL aussi, ce qui entraînera une baisse du LDL.

Dans les études animales, il ressort que le jeûne empêche le développement de l'athérosclérose (forme de dégénérescence des artères qui se définit par la formation de plaques dans leur couche interne) et serait un facteur de longévité par le mécanisme de restriction calorique. Certaines études[21] ont montré que le jeûne et la restriction calorique induite permettent de **diminuer fortement le taux d'insuline, de cholestérol et de triglycérides**, notamment sur une période de 12 à 24 mois.

Une autre étude[22], menée sur une période de deux années de restriction calorique, a montré une **baisse de 42 % du taux d'insuline, de 21 % du taux de sucre sanguin, de 30 % du cholestérol, de 18 % du taux de triglycérides**, et cela tout en maintenant les personnes en parfaite santé avec des activités physiques et mentales soutenues. Par ailleurs, dans cette même étude, on constate une baisse des tensions artérielles systolique et diastolique*, chez le sujet sain comme chez la personne en surcharge pondérale. Cette baisse est de 25 % pour la tension systolique et de 22 % pour la diastolique sur cette même période de 24 mois de restriction calorique.

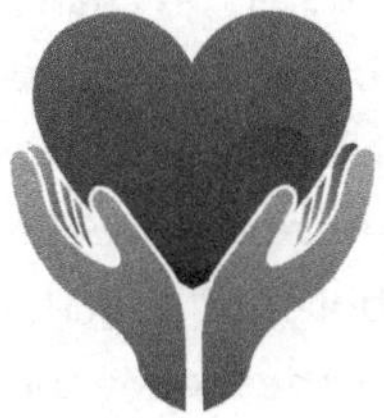

* La pression systolique est la pression qui règne dans les vaisseaux au moment où le cœur se contracte. C'est le premier chiffre composant la mesure de la tension ; c'est aussi le plus élevé. La pression diastolique est la pression qui règne dans les vaisseaux entre deux contractions cardiaques. C'est le deuxième chiffre, qui est aussi le plus bas.

LORS DU JEÛNE, LE CHOLESTÉROL AUGMENTERAIT DANS LES 24 HEURES… PUIS CHUTERAIT PROGRESSIVEMENT

Dans une étude présentée en 2011[23], des chercheurs ont constaté qu'un jeûne de 24 heures provoque une augmentation des taux de cholestérol et des deux transporteurs (lipoprotéines) HDL et LDL (voir aussi p. 83). Contrairement à ce que l'on pourrait croire au premier abord, cela n'est pas négatif pour la santé cardiovasculaire. Comme le souligne l'un des auteurs de l'étude, la libération de cholestérol dans le sang pendant la période de jeûne permet à cette graisse d'être utilisée comme une source de combustible. Ce qui aide à diminuer le nombre de cellules graisseuses dans le corps, et ainsi les risques de résistance à l'insuline et de diabète. Comme l'explique le Dr Horne, le jeûne entraîne un stress et un sentiment de faim. En réaction, le corps va libérer du cholestérol, lui permettant d'utiliser cette source de lipide comme énergie, à la place du glucose. Cela entraîne une diminution du nombre de cellules graisseuses dans le corps. Moins le corps possède de cellules graisseuses, moins l'insulino-résistance ou le diabète peuvent s'installer. Le Dr Horne estime même qu'un jour, le jeûne pourra être prescrit comme traitement pour prévenir le diabète et les maladies cardiovasculaires, et donc également le syndrome métabolique. « Le jeûne induit des changements dans les biomarqueurs de la santé métabolique, cardiovasculaire et générale. […] Des épisodes répétés de jeûne périodique devraient être évalués comme un traitement préventif avec le potentiel de réduire le risque de maladie métabolique[24] », écrit le chercheur.

En 2014, une autre recherche menée par ce même scientifique a montré que, après plusieurs cycles de jeûne intermittent, le taux moyen de « mauvais » cholestérol (LDL) est réduit significativement.

Retenez que **la pratique du jeûne intermittent a des effets bénéfiques sur les principaux facteurs de risques de maladies cardiaques** : il abaisse le taux de triglycérides, les VLDL et les LDL, et réduit le taux d'insuline (prévenant ainsi le diabète, qui est un facteur de risque majeur). Une étude[25] menée sur les Mormons en 2007 a montré que ceux qui jeûnaient avaient un risque cardiovasculaire abaissé de 40 % environ par rapport à ceux qui ne jeûnaient jamais. Ce, avec seulement une journée de jeûne par mois !

Un suivi indispensable !

Si vous souffrez d'une maladie cardiovasculaire, d'un excès de triglycérides et de LDL oxydés et que vous prenez des médicaments pour cette maladie, en mettant en place ce changement alimentaire (diète cétogène hypotoxique et jeûne intermittent associé), vous serez certainement amené à diminuer très progressivement votre traitement, mais cela devra se faire avec l'accord et un suivi très régulier de votre médecin. Cet accompagnement par votre médecin, ainsi que par un nutrithérapeute formé au jeûne intermittent et à la diète cétogène, sera donc indispensable. Ne vous lancez pas seul, surtout si vous êtes sous traitement ! Avec ce suivi médical, vous pourrez mettre en place ces mesures nutritionnelles dans les conditions idéales pour retrouver la santé.

Durant le jeûne intermittent, prenez votre médicament lors de votre repas, et non durant la période d'abstinence.

CANCER : EMPÊCHER LA SURVIE DES CELLULES CANCÉREUSES

La pratique du jeûne intermittent présente **plusieurs intérêts dans le cadre de la prévention et de l'accompagnement du cancer** :

- Comme la diète cétogène (d'où l'intérêt de coupler les deux pratiques), le jeûne intermittent fait baisser les taux circulants d'IGF1 (*insulin-like growth factor-1*). Cette substance est considérée comme un facteur de croissance tumorale (notamment lorsqu'elle est produite en excès).
- Le jeûne intermittent et l'alimentation cétogène contribuent à l'inhibition de la voie mTOR (via l'inhibition d'Akt), du fait de la chute de la disponibilité du glucose au sein de la cellule. Cela diminue donc les capacités de prolifération et de croissance cellulaires. Les enzymes Akt et mTOR sont des signaux cellulaires antiapoptotiques et proangiogéniques ; autrement dit, ils favorisent la prolifération et la croissance de cellules cancéreuses (inhibant la mort naturelle cellulaire).
- La restriction glucidique active aussi la voie de l'enzyme AMPK (voir p. 53), qui joue un rôle important dans la mort cellulaire tumorale. Elle est surtout activée lorsque les glucides de l'alimentation sont totalement remplacés par des lipides.

De nombreuses études sur ce sujet ont été menées sur les animaux : elles montrent que **le jeûne induit des mécanismes de survie dans la cellule normale, mais pas dans les cellules cancéreuses.** À l'heure actuelle, les études cliniques portent essentiellement sur les animaux et démarrent très doucement sur l'homme (peut-être du fait que le jeûne est gratuit et ne nécessite pas de brevet… il paraît donc difficile de financer ces études !). Une étude publiée en 2012[26] montre par exemple que le jeûne intermittent permet d'optimiser les effets de la chimiothérapie sur les souris. Une autre étude[27] a, quant à elle, montré que des cellules gliales normales (cellules du système nerveux) soumises à une restriction calorique résistaient mieux à l'effet d'une chimiothérapie.

Mais c'est le Dr Valter Longo, professeur de gérontologie et de biologie à l'université de Californie, qui est le plus actif dans ce domaine. Grâce aux travaux de son équipe, il a montré que, lors d'un jeûne, la cellule normale, qui a gardé intactes ses capacités d'adaptation, se mettrait en état de « protection », en économisant son énergie. Elle est en effet capable d'utiliser les graisses comme substrat énergétique, permettant ainsi une meilleure protection contre le stress oxydatif et activant vivement le processus d'autophagie (nettoyage, recyclage et protection cellulaire). **La cellule cancéreuse, elle, serait incapable de se protéger, car elle chercherait toujours son carburant, à savoir le glucose.** Dans le film de Sylvie Gilman et de Thierry de Lestrade, *Le jeûne, une nouvelle thérapie ?* (voir note p. 23), le Dr Valter Longo explique qu'en période de jeûne, nos cellules saines se protègent et se réparent : elles se protègent des effets de la chimiothérapie, alors que les cellules cancéreuses la reçoivent de plein fouet !

Dans son livre *Cancer, un traitement simple et non toxique**, le Dr Laurent Schwartz, cancérologue, explique ses travaux sur le cancer, lesquels s'appuient sur les publications du double prix Nobel Otto Warburg. Il montre que **les glucides sont la base de la synthèse de nombreux constituants de la cellule cancéreuse**. Le dysfonctionnement mitochondrial est la conséquence d'une alimentation beaucoup trop riche en glucides, qui n'est pas optimale pour le bon fonctionnement cellulaire.

* Éditions Thierry Souccar, 2016.

En clair, en raison d'un afflux trop important de sucre, la cellule s'engorge et grossit. Elle ne fonctionne plus correctement, et le phénomène d'apoptose (mort programmée de la cellule) ne s'opère plus car la mitochondrie, qui est censée la contrôler, est déficiente. Résultat : la cellule devient « immortelle », elle va se mettre à se diviser sans cesse, indéfiniment. Pour éviter ce phénomène, la réduction des apports en glucides — et donc l'adoption d'une alimentation cétogène, couplée à un jeûne intermittent pour renforcer ses effets — est particulièrement efficace.

Un jeûne nocturne d'au moins 13 heures pour limiter les risques de récidive du cancer du sein

Selon une étude publiée en août 2016 dans le journal *JAMA Oncology*[28], la durée du jeûne nocturne exerce une influence considérable sur le risque de rechute du cancer du sein. Les analyses ont montré qu'une durée de moins de 13 heures de jeûne entre le dîner et le petit-déjeuner était à l'origine d'une augmentation de 36 % du risque de récidive par rapport à un jeûne nocturne supérieur à 13 heures.

Dans son ouvrage *Le jeûne, une nouvelle thérapie**, Thierry de Lestrade présente les travaux des Russes qui ont fait de nombreuses recherches sur le jeûne pendant plus de quarante ans et qui ont publié des centaines d'études sur le sujet, études qui n'ont jamais été traduites en anglais et qui sont donc restées ignorées du monde occidental. Le régime soviétique a lancé un programme de recherche de grande envergure dans les années 1970, dans

* Éditions La Découverte, 2015.

toute l'Union soviétique, à propos des effets du jeûne sur de très nombreuses pathologies chroniques. En 1988, l'Académie des sciences russe intègre même le jeûne dans la panoplie thérapeutique – à noter que ces études n'ont pourtant pas porté sur le cancer, mais sur des pathologies chroniques.

DES RÉSULTATS PROMETTEURS SUR LA LEUCÉMIE DES ENFANTS

Des chercheurs américains[29] ont comparé les effets d'une alimentation normale et d'un jeûne intermittent (1 jour de jeûne/1 jour d'alimentation normale) sur des souris souffrant de leucémie lymphoblastique (une forme de leucémie courante chez les enfants). Ils ont ainsi pu démontrer qu'après sept semaines, les cellules cancérigènes ont été éliminées chez les souris soumises au jeûne. Les chercheurs attribuent ce phénomène à la leptine, qui est l'hormone de la satiété. En cas de leucémie, l'activité des récepteurs de cette hormone est diminuée. Le jeûne intermittent permet de l'accroître à nouveau. En revanche, aucun résultat significatif n'a été obtenu dans le cas d'une autre forme de leucémie, plus courante chez l'adulte : la leucémie aiguë myéloïde.

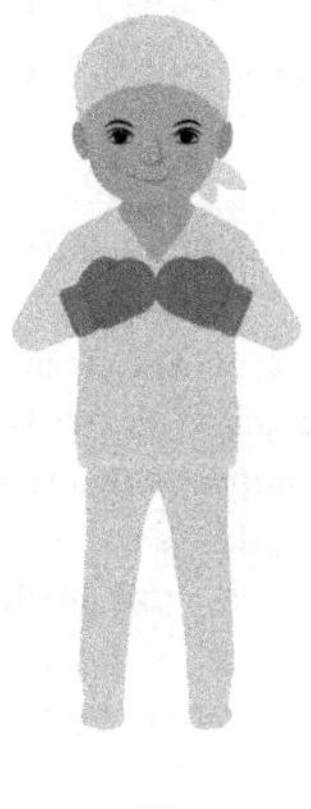

Un suivi indispensable !

Attention : le jeûne intermittent ne doit pas être mis en place en cas de dénutrition et de perte de poids importante (plus de 10 % de son poids total), ce qui peut être le cas lors d'un cancer. Une alimentation à tendance *low carb* et hypotoxique sans restriction alimentaire sera dans ce cas plus adaptée. **En cas de cancer, le jeûne intermittent doit absolument s'accompagner d'une alimentation cétogène, être suivi au niveau médical et encadré par un nutritionniste formé à l'alimentation cétogène et au jeûne intermittent. Ne stoppez en aucun cas votre traitement avec votre oncologue.** Le jeûne intermittent et l'alimentation cétogène seront complémentaires.

SANTÉ CÉRÉBRALE : BOOSTER LE CERVEAU

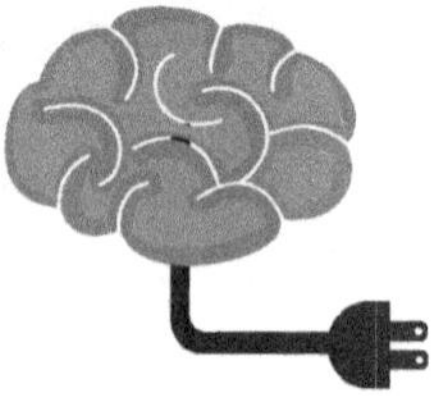

L'un des meilleurs experts mondiaux actuels dans le domaine de la pathogenèse des maladies neurodégénératives, le Dr Mark Mattson*, l'affirme : **jeûner 2 fois par semaine pourrait considérablement réduire le risque de développer les maladies de Parkinson et d'Alzheimer.**

* Chef du laboratoire de neurosciences au sein du NIH Intramural Research Program, professeur de neurosciences à l'université John Hopkins de Baltimore, il est considéré comme un chef de file dans le domaine des mécanismes cellulaires et moléculaires sous-jacents à la plasticité neuronale et aux troubles neurodégénératifs. Il a apporté d'importantes contributions à la compréhension de la pathogenèse de la maladie d'Alzheimer, de la maladie de Parkinson, de la sclérose latérale amyotrophique et de l'AVC, à leur prévention et leur traitement. Il a publié plus de 700 articles dans des revues scientifiques et a édité plus d'une dizaine de livres dans les domaines des troubles neurodégénératifs et des mécanismes de vieillissement.

Mais ce ne serait pas le seul champ d'application du jeûne. En 2012, lui et un autre chercheur ont rapporté, dans le journal *Nature Reviews Neuroscience,* que les enfants épileptiques présentent beaucoup moins de crises lorsqu'ils sont placés sous jeûne intermittent, et que les résultats sont encore plus importants lorsque leur alimentation est basée sur le régime *low carb high fat* en parallèle. Le jeûne, entraînant un stress au niveau du cerveau, activerait des mesures de protection cérébrale pour contrer les signaux de surexcitation que les cerveaux épileptiques présentent.

Les cerveaux « normaux », lorsqu'ils sont suralimentés, peuvent connaître un autre type d'excitation incontrôlée, ce qui nuit à la fonction cérébrale – on peut d'ailleurs se poser la question : pourquoi ce nombre croissant d'enfants hyperactifs, qui ne tiennent pas en place, et quel est l'impact de leur alimentation (très riche en glucides) sur leurs symptômes ? Le Dr Perlmutter, neurologue, auteur de *Ces glucides qui menacent notre cerveau**, explique bien que de nombreux glucides (notamment ceux contenant du gluten) renferment des substances inflammatoires susceptibles d'irriter le système nerveux et que l'élévation du taux de sucre dans le sang, liée à une alimentation trop riche en glucides, interfère avec la mise à disposition de certains neurotransmetteurs et du magnésium, essentiels au bon fonctionnement du système nerveux.

Pour revenir au jeûne, celui-ci a de **nombreuses actions sur le cerveau** comme l'expliquent le Dr Mattson et son équipe[30], car il entraîne des **bouleversements neurochimiques bénéfiques à la santé cérébrale** :

- Le jeûne améliore la fonction cognitive et la résistance au stress, et réduit l'inflammation. Il est, en quelque sorte, un

* Éditions Marabout, 2016.

défi pour le cerveau, et celui-ci y réagit en adaptant les voies de réponse au stress pour lui permettre de faire face.

- Le jeûne peut également stimuler la production de nouvelles cellules nerveuses à partir des cellules souches de l'hippocampe.
- Le jeûne, comme l'alimentation cétogène, stimule la production de cétones, une source d'énergie pour les neurones.
- Le jeûne augmente également le nombre de mitochondries dans les cellules nerveuses, car les neurones s'adaptent au stress du jeûne en produisant plus de mitochondries. En augmentant le nombre de mitochondries dans les neurones, la capacité des neurones à former et à maintenir des connexions entre eux augmente également, ce qui améliore l'apprentissage et la mémoire.
- On peut également citer une étude menée sur les souris[31] qui a montré que le jeûne intermittent améliore leurs fonctions cognitives. Ainsi, le jeûne aurait la capacité de ralentir le vieillissement du cerveau et de protéger certaines fonctions, comme la mémoire.
- Lors du jeûne, les neurocircuits sont activés, les niveaux de facteurs neurotrophiques (BDNF, hormone qui, en cas de carence, est impliquée dans la dépression) augmentent, ce qui favorise la croissance des neurones, la formation et le renforcement des synapses. Les mêmes changements se produisent lors de la pratique d'une activité physique intensive et régulière (HIIT, fractionné – voir p. 71).
- Selon le Dr Mattson, le jeûne intermittent améliore la capacité des cellules nerveuses à réparer l'ADN.
- Le jeûne active de manière plus accrue le processus d'autophagie (voir p. 64), ce qui constitue une protection contre plusieurs maladies, y compris les maladies neurodégénératives.

Tous les jeûneurs le disent : avant même les effets physiques, ce qu'ils ressentent, c'est l'impression de voir plus clair. Si vous avez du mal à y croire, imaginez-vous quand vous sortez de table après un repas lourd : vous êtes fatigué, vous avez du mal à vous concentrer, vous ne rêvez que de faire la sieste... Pourquoi ? Parce que la digestion prend une grande partie de votre énergie ! **Le jeûne produit l'effet inverse : votre énergie n'étant pas mobilisée par la digestion, elle peut être consacrée à autre chose, en l'occurrence au fonctionnement de votre cerveau.** Le jeûne déclenche par ailleurs la production d'adrénaline et de noradrénaline après seulement 12 heures, ce qui permet une meilleure concentration, une vigilance accrue, une capacité de réflexion plus rapide...

Un suivi indispensable !

Si vous souffrez d'une maladie neurodégénérative, d'épilepsie, de troubles autistiques ou même de dépression, la diète cétogène hypotoxique (sans caséine ni gluten) et le jeûne intermittent associé vous seront d'un grand bénéfice. Mais ne les mettez pas en place sans en parler à votre médecin et sans un accompagnement par un nutrithérapeute formé au jeûne intermittent et à la diète cétogène. Ne vous lancez pas seul, surtout si vous êtes sous traitement, car certains dosages de vos médicaments seront en effet modifiés par ce changement alimentaire.

MALADIES AUTO-IMMUNES : AIDER LE CORPS À SE RÉPARER

Les pathologies auto-immunes sont des maladies qui se caractérisent par une inflammation de bas grade (chronique – voir p. 79) avec fabrication d'auto-anticorps contre une protéine de son propre organisme. Elles ne peuvent que tirer des bénéfices d'un jeûne intermittent, surtout s'il est accompagné d'une alimentation cétogène et hypotoxique*. En effet, ces deux pratiques permettent de **limiter très fortement voire de stopper l'inflammation**. Le fait de mettre au repos son système digestif et de supprimer les aliments inflammatoires (glucides, gluten et caséine notamment) va permettre au corps de se réparer et de stopper la source inflammatoire.

Ces pathologies se caractérisent aussi par une muqueuse intestinale devenue perméable : elle laisse passer des peptides (notamment provenant du gluten, mais également de la caséine) qui perturbent le système immunitaire. De plus, des peptides dits « opioïdes »** passent également à travers la barrière hémato-encéphalique qui n'est pas imperméable elle non plus, ce qui va perturber le système nerveux central et rendre ces aliments addictifs. Il faut également souligner que ces pathologies se caractérisent par un microbiote déséquilibré avec prolifération de bactéries pathogènes, de champignons (notamment de la famille des *candida albicans*)...

Des compléments nécessaires

Bien sûr, une supplémentation en certains compléments alimentaires spécifiques suivant la problématique (dont des oméga 3 sous forme d'EPA et DHA) sera indispensable dans ce cadre. Ce sera également le cas pour les autres pathologies listées ci-avant. L'accompagnement par un nutrithérapeute sera donc important pour définir la supplémentation adéquate dans votre cas.

---

* Lire *Mes programmes cétogènes 100 % hypotoxiques*, des mêmes auteurs, éditions Leduc.s, 2017.

** Voir les travaux du professeur Reichelt et l'analyse urinaire de la peptidurie.

Il existe de nombreuses études sur le sujet. L'une d'elles[32], menée sur des souris, montre qu'un cycle de 3 jours de jeûne intermittent par semaine durant 30 jours (avec alimentation cétogène afin de « mimer » un jeûne plus long) permet une diminution très forte des symptômes de la sclérose en plaques et surtout une régénération cellulaire, en particulier au niveau du système nerveux, avec remyélinisation.

Une autre étude[33], menée par l'équipe du professeur Longo, a montré que **les cycles de jeûne prolongé (2 à 4 jours) sur une semaine, au cours d'une période de six mois, protègent contre les dommages subis par le système immunitaire, et surtout permettent sa régénération**. Ils entraînent la destruction des cellules immunitaires plus anciennes et endommagées, et en génèrent de nouvelles. Les chercheurs à l'origine de ces travaux en ont conclu que **le jeûne permet aux cellules souches de passer d'un état inactif à un état d'auto-renouvellement, déclenchant une régénération cellulaire**. Cette étude a des implications majeures en ce qui concerne l'augmentation de l'espérance de vie en bonne santé car, dans le processus de vieillissement, le déclin du système immunitaire contribue à une susceptibilité accrue aux maladies à mesure que l'on vieillit. Ces recherches ont aussi de nombreuses implications, notamment sur toutes les déficiences du système immunitaire, y compris les troubles de l'auto-immunité.

Le professeur Longo explique que, lorsque l'on jeûne, le corps essaie d'économiser de l'énergie, et l'une des choses qu'il peut faire pour économiser de l'énergie est de recycler un grand nombre de cellules immunitaires qui ne sont pas nécessaires, en particulier celles qui peuvent être endommagées. Selon ses travaux, un grand nombre de globules blancs diminue avec le jeûne prolongé. Le jeûne prolongé oblige le corps à utiliser des réserves de glucose, de graisse et de cétones, mais il décompose également une importante partie des globules blancs. Au cours de chaque cycle de jeûne, cet épuisement des globules blancs induit des changements qui déclenchent la régénération de cellules nouvelles du système immunitaire à base de cellules souches. Le jeûne prolongé réduit une enzyme nommée PKA, ce qui a l'effet d'augmenter la longévité, découverte qui a été faite par l'équipe du professeur Longo. Le jeûne abaisse également les niveaux d'IGF-1, une hormone liée au vieillissement, à l'inflammation, à la progression tumorale et au risque de cancer. Le professeur Longo explique que PKA est le gène clé qui doit être stoppé afin que les cellules souches puissent passer en mode régénération.

Un suivi indispensable !

Si vous souffrez d'une maladie auto-immune, la diète cétogène hypotoxique et le jeûne intermittent associé vous permettront de réguler votre système immunitaire. En revanche, ne les mettez pas en place sans en parler à votre médecin et sans un accompagnement par un nutrithérapeute formé au jeûne intermittent et à la diète cétogène. Ne vous lancez pas seul, surtout si vous êtes sous traitement, car certains dosages de vos médicaments seront en effet modifiés par ce changement alimentaire.

2

LE FASTING EN PRATIQUE

Après la théorie, passons à la pratique ! La mise en place d'un jeûne intermittent est simple, et vous verrez rapidement les effets sur votre énergie et votre santé. La preuve par 4 que le jeûne intermittent est facile à intégrer dans votre quotidien :

① Contrairement à un régime restrictif, **vous n'allez pas compter les calories ni peser vos aliments** (ce qui d'ailleurs n'est pas une bonne option : à terme, cela induit une baisse de votre métabolisme de base et donc l'effet inverse de celui recherché, car la prise de poids sera plus importante à la suite du régime, même avec une alimentation équilibrée). Il suffit ici de sauter un repas tout en continuant à bien s'hydrater et de bien équilibrer les deux autres repas en privilégiant une alimentation *low carb high fat* (LCHF — voir p. 121) afin de ne pas avoir de pic d'insuline et de fringales. Avec notre programme progressif (voir p. 161), pas d'excuse pour ne pas démarrer : c'est tellement simple !

② **Vous pouvez adapter votre programme à tout moment**, en fonction de votre emploi du temps ou de vos contraintes (personnelles, professionnelles...). Vous pouvez allonger la période de jeûne si vous le souhaitez, ne pas jeûner un matin alors que vous aviez prévu de le faire... Vous pouvez tester les trois possibilités (jeûner le matin, le midi ou éviter le repas du soir). Vous pouvez aussi le faire une fois par semaine, ou deux fois, ou tous les jours... Il n'y a aucun impératif, c'est une formule très flexible qui dépend d'abord de vous. C'est très motivant : cela permet de persévérer et de mieux tenir ses bonnes résolutions.

③ Avec le jeûne, **vous allez gagner du temps (et vous allez aussi dépenser moins !)**. En effet, vous aurez un repas à préparer en moins, quelques jours par semaine ou même tous les jours, voire une journée de repas en moins à prévoir si vous optez pour le jeûne hebdomadaire.

④ Et vous verrez rapidement que **le fait de n'avoir rien à digérer vous rend plus léger et augmente votre niveau d'énergie** ! Contrairement à un régime, il n'y a pas ici de restriction alimentaire. On mange à sa faim tout en privilégiant les aliments pauvres en glucides, et surtout en évitant les aliments à indice glycémique élevé pour bien réguler sa glycémie et son taux d'insuline, ce qui est primordial pour éviter toute inflammation – et aussi afin de perdre du poids, si c'est votre motivation principale ! Ce serait en effet dommage de faire l'effort de sauter un repas, puis de vous goinfrer au suivant avec des aliments néfastes. Si vous faites cela, vous aurez surtout des fringales et le jeûne sera dans ce cas difficile à tenir. Avec une alimentation LCHF, le jeûne sera de plus en plus facile et évident, sans efforts, et les résultats du jeûne sur votre ligne et votre santé se feront plus rapidement sentir !

Chapitre 1

Les infos essentielles à connaître avant de commencer un jeûne intermittent

Avant de vous lancer tête baissée dans un jeûne intermittent, voici quelques informations importantes à retenir. Elles vous permettront d'**adapter la pratique à votre cas** et d'**optimiser les résultats de votre jeûne**.

LES CONTRE-INDICATIONS ET PRÉCAUTIONS À PRENDRE

Le jeûne intermittent, en particulier si vous optez pour le jeûne de 16 heures sur une journée, ne présente pas de danger particulier (il y a surtout des bénéfices !). Vous ne mettez pas votre santé en jeu si vous décidez de sauter un petit-déjeuner par semaine, ou plusieurs repas, **si vous êtes en bonne santé et si vous vous nourrissez de manière équilibrée le reste du temps**. Vous avez d'ailleurs sûrement déjà expérimenté le jeûne intermittent, quand vous étiez malade par exemple.

Mais, plus généralement, si vous souhaitez installer cette habitude de manière plus durable dans votre quotidien, il est important de **prendre quelques précautions et/ou d'en parler avec votre médecin dans les cas suivants.**

Si vous suivez un traitement médical

Discutez-en d'abord avec votre médecin traitant, puis mettez en place un suivi avec un nutrithérapeute formé au jeûne intermittent. En effet, il se peut que le dosage de vos médicaments doive être revu à la baisse, tout particulièrement pour les traitements en cas de diabète de type 2. Voyez aussi nos conseils, que vous retrouverez dans le chapitre précédent à la fin de chacun des types de maladies listés, qu'il est **fortement recommandé de suivre à la lettre**.

Si vous souffrez ou avez souffert de troubles alimentaires (anorexie, boulimie…)

Ces pathologies ne peuvent qu'être entretenues, voire aggravées, par la privation volontaire de nourriture. **Avant d'entreprendre un jeûne intermittent, il est indispensable de rétablir un rapport sain avec la nourriture.** Il est donc recommandé de mettre en pratique l'alimentation cétogène hypotoxique* durant plusieurs mois avant d'introduire des phases de jeûne intermittent.

Ce type d'alimentation aura de très nombreux bénéfices pour vous, car cela permettra de **réparer votre système digestif**,

---

* Pour cela, lire *Mes programmes cétogènes 100 % hypotoxiques*, des mêmes auteurs, éditions Leduc.s, 2017.

de **rééquilibrer votre flore** et d'**agir ainsi sur votre système nerveux.** Le ventre est en effet notre deuxième, voire premier cerveau, et 95 % de la sérotonine sont fabriqués dans ce cerveau, ainsi que plus d'une trentaine d'autres neurotransmetteurs. Agir sur l'alimentation (par le biais d'une diète cétogène hypotoxique) et la réparation du système digestif (par la nutrithérapie et, dans un second temps, par un jeûne intermittent régulier de 13 heures, notamment) ne pourra avoir que des effets très positifs dans votre cas.

Si vous êtes enceinte

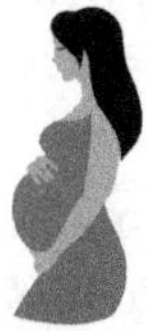

La grossesse n'est pas le moment idéal pour débuter un jeûne : n'oubliez pas que votre bébé a besoin de nutriments (mais pas n'importe lesquels !) et que c'est vous qui les lui apportez. Il sera toujours temps de l'entreprendre après la naissance si vous le souhaitez.

En revanche, **une alimentation *low carb*, pauvre en glucides, riche en légumes et en bons acides gras, sera très bénéfique et permettra d'éviter le diabète gestationnel** – car il ne s'agit pas, pendant votre grossesse, d'enchaîner biscuits, gâteaux ou autres sucreries sous prétexte que tout est permis ! Ce serait une très mauvaise stratégie pour vous et votre enfant.

Des compléments utiles pendant la grossesse

Une cure de magnésium, de zinc et de vitamine B9 sera en revanche très bénéfique. Une complémentation en oméga 3 pendant les deux premiers trimestres (mais pas le dernier) devra également être mise en place.

N'hésitez pas à vous faire accompagner par un nutrithérapeute formé à l'alimentation *low carb high fat*.

Si vous allaitez

La nature est bien faite et une jeune maman allaitante continuera à produire du lait même si elle pratique un jeûne intermittent et **veille à manger varié et équilibré le reste du temps**. Pour cela, elle ira puiser dans ses réserves...

Malgré tout, la période post-accouchement ainsi que l'allaitement sont souvent des moments fatigants pour la jeune maman, et il n'est pas forcément judicieux de pratiquer le jeûne en parallèle. Pendant cette période, **il est préférable d'adopter une alimentation à tendance cétogène hypotoxique*** et d'introduire des phases de jeûne de 13 heures (en décalant le petit-déjeuner) si vous le désirez. Dans tous les cas, **évitez les grignotages et faites 3 repas équilibrés par jour**.

Si vous souffrez d'insuffisance pondérale ou si vous avez perdu beaucoup de poids suite à une maladie

Si tel est votre cas, **jeûner n'est pas une bonne idée**. L'**alimentation *low carb* et hypotoxique** (sans caséine, sans gluten), avec une supplémentation spécifique suivant votre problématique (dont probablement les vitamines du groupe B et du magnésium), devra être mise en place avec l'aide d'un nutrithérapeute.

---

* Pour cela, lire *Mes programmes cétogènes 100 % hypotoxiques*, des mêmes auteurs, éditions Leduc.s, 2017.

Chez un enfant

De manière générale, les enfants supportent bien le jeûne intermittent. D'ailleurs, lorsqu'ils sont malades, ils arrêtent naturellement de manger, parfois pendant quelques jours, sans que cela soit dangereux pour leur santé.
Mais il est important de prendre certaines précautions :

- **Le fait de sauter régulièrement le petit-déjeuner n'est pas recommandé chez les plus jeunes**, qui ont besoin d'énergie pour aller à l'école, faire du sport... mais attention, pas n'importe quelle énergie ! Mieux vaut qu'ils prennent un petit-déjeuner riche en protéines et en bons acides gras. Le matin, il est préférable d'éviter les glucides, surtout les glucides à index glycémique élevé, très problématiques car ils sont sérotoninergiques et psychotropes.
- Le jeûne de 16-18 heures **ne doit pas être pratiqué par les enfants souffrant de maladies chroniques, de carences ou d'un trop faible poids**. Dans un premier temps, il sera préférable de mettre en place une alimentation cétogène hypotoxique.
- **Concernant les enfants épileptiques ou souffrant de troubles autistiques ou d'hyperactivité**, l'alimentation cétogène hypotoxique est très favorable, d'autant qu'elle mime les effets du jeûne. Un jeûne de 13 heures, en décalant la prise du petit-déjeuner, peut sans problème compléter l'alimentation LCHF et permettre d'obtenir de nombreux bénéfices.
- Enfin, n'oubliez pas que le jeûne, notamment pendant l'adolescence, **ne doit pas être entrepris en cas de troubles alimentaires**, car il peut les entretenir, voire les aggraver. Une alimentation *low carb* et à index glycémique bas permettra de mettre en place des habitudes alimentaires plus saines et de vivre plus sereinement la période de l'adolescence et ses chamboulements hormonaux.

LES BONS RÉFLEXES À ADOPTER POUR UN JEÛNE INTERMITTENT EFFICACE

Pour optimiser les effets du jeûne, il existe quelques règles d'or...

Une phase de préparation indispensable

Le fait de sauter un repas peut être mal vécu, surtout si vous êtes accro aux sucres et aux féculents, et que vous avez ainsi du mal à réguler votre taux de sucre dans le sang et votre insuline. Vous pourriez souffrir d'hypoglycémie (fringales, sensation de faiblesse, nervosité, pulsions sucrées, étourdissements et même malaise...).

Avant d'entreprendre un jeûne intermittent, il est donc important de mieux réguler ses repas et de diminuer progressivement sa consommation d'aliments à index glycémique élevé (sucre blanc ou de canne, biscuits, barres chocolatées, céréales soufflées, riz et pâtes blanches, pommes de terre... — voir p. 163) **et de les remplacer par des aliments à index glycémique bas** (sucre de coco, céréales complètes, riz complet, flocons de céréales non sucrés, patate douce, courges...).

Priorité à l'hydratation !

Pendant les phases de jeûne, **veillez à boire abondamment** : de l'eau de source, du thé vert, des tisanes, du rooibos... En effet, pendant le jeûne, vous allez brûler vos réserves de graisses, ce qui va entraîner la production de déchets. Pour les éliminer, il faut un apport suffisant en eau.

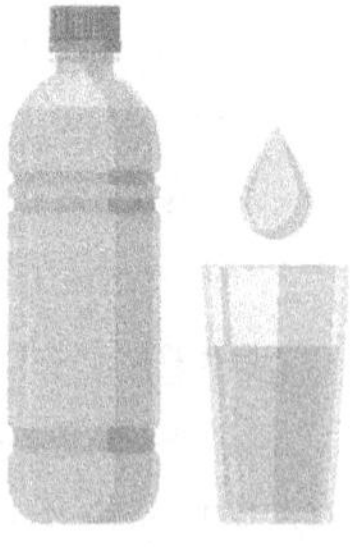

Si vous avez faim, buvez !

Sachez aussi que, très souvent, la sensation de faim est liée à la déshydratation : buvez un grand verre d'eau, et votre faim sera apaisée.

De plus, **le jeûne, comme l'alimentation cétogène, est diurétique** : les premiers kilos perdus sont donc davantage constitués d'eau que de graisse. N'oubliez pas que le corps humain est composé d'environ 70 % d'eau et que tous les échanges cellulaires se font dans l'eau. D'où l'importance de consommer une eau de qualité (voir encadré ci-après).

QUELLE EAU CHOISIR ?

› Optez de préférence pour une **eau de source peu minéralisée** ou pour de l'**eau de source filtrée**. Si vous misez sur un système de carafe avec filtration, n'oubliez pas de changer les cartouches toutes les 3 semaines afin qu'elles ne soient pas pleines, rejettent les toxiques dans votre eau et donc intoxiquent votre tube digestif… Vous pouvez aussi vous tourner vers le **système d'osmose inversée**, un procédé qui consiste à micro-filtrer l'eau. Il est certes plus coûteux, mais c'est le procédé le plus abouti et optimisé pour s'assurer une eau de très haute qualité.

› **Ne consommez pas l'eau du robinet**, car elle est trop riche en chlore et contient des perturbateurs endocriniens, des nitrates et des pesticides… Potable ne signifie pas bon pour la santé !

› **Et les eaux minérales ?** Elles ne devraient être utilisées **qu'en cure de quelques semaines seulement**, car elles surchargent les reins et peuvent apporter des déséquilibres. Un apport excessif

→

de sels minéraux peut aggraver certains troubles comme la constipation, les diarrhées, l'hypertension. Les minéraux devraient être apportés uniquement par l'alimentation à travers les végétaux et les oléagineux, notamment. Une eau particulièrement intéressante **en cures de 2 à 3 semaines (mais pas en continu)** est l'eau Hydroxydase, car c'est **l'une des seules eaux non oxydées étant captées sous terre**. Vous pouvez par exemple prendre 2 bouteilles en dehors des repas dans un but dépuratif, en cas d'anémie ou de fatigue (attention : elle est contre-indiquée en cas d'hypertension et de rétention d'eau). **Pour boire tous les jours**, mieux vaut se tourner vers les **eaux de source**, qui permettent un drainage des émonctoires (reins, intestin, foie, poumons et peau) et facilitent notamment le travail des reins. Elles n'ont pas d'effet néfaste sur la santé et peuvent être consommées quotidiennement. Notez que le pH de l'eau doit être légèrement acide, autrement dit légèrement inférieur à 7.

Adoptez les plantes coup de pouce

Durant les moments de jeûne, il est intéressant de miser sur certaines plantes qui vont venir combler vos apports, notamment en minéraux, ou encore renforcer l'action dépurative du foie ou des autres émonctoires. En voici une petite sélection :

- L'**ortie**, sous forme de tisane : elle est reminéralisante (potassium, magnésium, fer, silice...), riche en chlorophylle, drainante et dépurative. C'est aussi une plante de renfort en cas de stress.
- Le **romarin**, sous forme de tisane : il est hépatoprotecteur (il protège le foie) et riche en antioxydants.
- L'**artichaut**, sous forme de tisane : il protège le foie. Dans la tisane, on utilise les feuilles et les tiges, qui sont très fortement

amères. Pour que cela soit plus facile à boire, associez l'artichaut avec d'autres plantes plus douces (comme le cassis).
- Le **pissenlit**, sous forme de tisane : il a lui aussi une action bénéfique sur le foie.

Si c'est amer, c'est bon pour le foie !

Notez que toutes les plantes amères sont intéressantes pour le foie, car elles stimulent son action.

- La **vigne rouge**, sous forme de tisane : elle est bénéfique pour la circulation sanguine.
- Les **queues de cerises**, sous forme de tisane : elles favorisent le nettoyage des reins.

Comment les prendre ?

Pour les plantes qui se prennent en tisanes (de l'ortie aux queues de cerises), elles se consomment sous forme de cures de 3 semaines, à raison de 3 tasses par jour en dehors des repas.

- L'**aubier du tilleul** : il a une action émonctorielle sur les reins et le foie (en clair, il favorise leur travail d'élimination). On le trouve sous forme de bâtons, à préparer en décoctions (40 g de bâtons pour 1 litre d'eau, à laisser bouillir durant 20 minutes). Il existe aussi sous forme d'ampoules prêtes à l'emploi et de gélules. Vous en trouverez dans les herboristeries et les boutiques bio.

- Le **jus de sureau** (en bouteille) : il a une action sur l'émonctoire peau, en stimulant la transpiration.
- La **sève de bouleau** (ampoules ou bouteille), à prendre sous forme de cure au printemps : elle est alcalinisante et reminéralisante.
- Le **jus de bouleau** (décoction des feuilles) : c'est un excellent purifiant sanguin et nettoyeur des tissus conjonctifs. Vous en trouverez sous la marque Weleda, dans les parapharmacies et les boutiques bio : prenez-en 3 cuillères à soupe par jour, diluées dans une bouteille d'eau, à boire tout au long de la journée.

Vous trouverez toutes ces plantes et produits naturels soit en magasins bio, soit en herboristeries.

Soyez strict pendant votre période de jeûne !

Quelques grammes de sucre dans votre tisane, ou même un nuage de lait dans votre thé, peuvent vous faire perdre tous les bénéfices du jeûne. En effet, **dès que vous consommez du sucre ou des glucides, la production d'insuline est déclenchée et le jeûne est rompu.**

Attention également aux édulcorants, car ils peuvent eux aussi stimuler la production d'insuline, même si ce sont de « faux » sucres. Zéro calorie ne veut pas dire zéro production d'insuline, au contraire ! De plus, ils perturbent la flore intestinale et font consommer environ 30 % de calories en plus si l'on en croit les résultats d'une étude[34].

GARE AU PIÈGE DES SODAS LIGHT !

D'autres expériences, comme celle[35] menée par la chercheuse irlandaise Katherine Appleton (chercheuse à l'université de Belfast), montre que les personnes qui boivent un cola light avant une séance de sport mangent 150 kcal de plus au repas suivant par rapport à celles qui boivent de l'eau ou même un soda normalement sucré.

ET LA STEVIA ?

La stevia est un édulcorant naturel (tiré d'une plante), dont le pouvoir sucrant est très important. Cependant, dans un grand nombre de produits, c'est de l'*extrait* de stevia (glycosides de steviol) qui est utilisé. Il ne s'agit plus alors d'un produit aussi naturel que ce que l'on croit… En consommer maintient la dépendance au goût sucré. De plus, à l'heure actuelle, il n'y a pas eu d'études scientifiques concernant son impact sur le microbiote intestinal.

Dans tous les cas, **les édulcorants leurrent le cerveau : toutes les études montrent qu'il a ensuite tendance à compenser au prochain repas** ! En utiliser est donc un calcul plutôt mauvais si on souhaite perdre du poids.

Si vous avez besoin d'un peu de sucre (et cela, **en dehors des périodes de jeûne**), il est préférable de se laisser tenter par un peu de sucre de coco, par exemple, un sucre vivant (riche en minéraux) à l'index glycémique bas. Vous pouvez aussi utiliser des épices (vanille, cannelle…), des zestes d'orange ou de citron. (Voir toutes les autres idées d'alternatives au sucre p. 127.)

Si vous ressentez la faim...

Si vous avez l'impression que vous n'allez pas pouvoir tenir l'objectif que vous vous êtes fixé (par exemple ne pas manger avant 13 heures), **buvez un grand verre d'eau et allez vous promener quelques minutes pour vous changer les idées.** Dites-vous surtout que c'est une question d'habitude : vous avez vécu toute votre vie en mangeant le matin, il est normal que votre organisme s'y soit habitué et vous réclame sa ration de nourriture le matin !

Si cela vous semble vraiment intenable, avancez l'heure de votre déjeuner (par exemple 11 heures ou midi) et dites-vous simplement que vous ferez mieux la prochaine fois ! Un jeûne de 13 heures présente déjà de nombreux bienfaits : cela peut être une première étape pour vous. La mise en place d'un jeûne intermittent est parfois un peu difficile mais, avec un peu de persévérance, vous y arriverez.

N'oubliez pas que **faire des écarts et consommer des aliments à indice insulinique élevé** (voir p. 163) en dehors du jeûne ne vous aidera aucunement à tenir les 16 heures, car cela **vous causera des fringales.** Revoyez l'équilibre de vos repas et allez-y progressivement, ne sautez pas les étapes dans la mise en place du jeûne intermittent.

Avant et après le jeûne, contrôlez votre alimentation

Quand vous remangez après une période d'abstinence, vous devez absolument **apporter à votre organisme un repas équilibré,** comprenant des acides gras de bonne qualité (principalement des oméga 3, mais aussi des oméga 9 et des TCM – voir p. 140), des légumes à volonté, biologiques et de saison de préférence, et une portion de protéines de bonne qualité et sans excès.

Il faut également veiller à **ne pas consommer trop de glucides** tout en privilégiant ceux qui permettent de conserver un taux d'insuline bas (voir p. 163). Bien sûr, il faut toujours **favoriser les aliments non transformés, biologiques et de saison**. Ce n'est pas parce que vous avez sauté le petit-déjeuner ce matin que vous pouvez compenser en mangeant toutes les sucreries ou plats industriels présentés comme énergétiques et bons pour la santé par de savants marketeurs !

Patience : votre appétit va évoluer

Les premiers temps, vous serez peut-être tenté de manger un peu plus, et c'est normal. Au bout d'environ deux semaines de jeûne intermittent et de rééquilibrage alimentaire, vous aurez déjà un autre rapport à la nourriture et vos sensations de faim ne seront plus les mêmes.

Veillez également à **ne pas vous empiffrer « en prévision » d'une période de jeûne** de 16 heures et à **privilégier une alimentation à indice insulinique bas et de préférence *low carb*** (voir p. 121). Le but est que la digestion puisse se faire correctement et que la période de jeûne soit la plus longue possible, pour que vous en tiriez le maximum de bénéfices.

Ne mangez pas juste avant de dormir !

N'oubliez pas qu'il est également important de laisser 3 heures minimum entre le repas du soir et le coucher pour faciliter le travail digestif et permettre un sommeil réparateur (voir ci-après).

Pas de bon jeûne sans bon sommeil !

Pour être en bonne santé, il est important d'avoir une alimentation optimale, mais aussi de **soigner la qualité de ses nuits**, car il y a autant de désavantages à mal ou peu dormir que d'avantages à favoriser un sommeil de qualité.

Les effets délétères d'un mauvais sommeil

Un mauvais sommeil provoque des troubles de l'humeur (moins de patience, plus d'agressivité...), des troubles de la mémoire et des performances physiques (le sommeil est primordial pour un athlète de haut niveau, mais aussi pour tout sportif afin de permettre une réparation optimale). Il peut conduire à des troubles du rythme cardiaque et à de l'hypertension.

Il entraîne aussi des dérèglements de l'appétit (augmentation des niveaux de ghréline circulants – voir p. 52), poussant à manger plus durant la journée et à être plus attiré par des aliments sucrés (avec un déficit du contrôle pulsionnel). Cela conduit, à terme, à l'insulino-résistance.

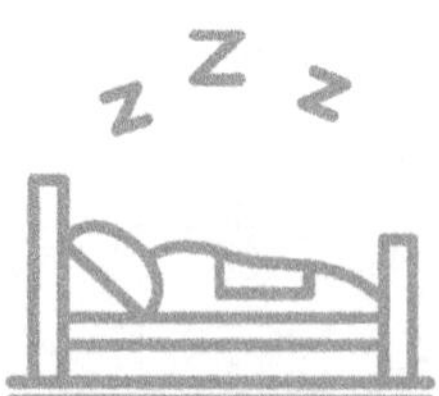

Une nuit blanche = de gros dégâts !

Des chercheurs américains du célèbre centre médical du Cedars Sinaï de Los Angeles[36] ont ainsi démontré qu'une nuit de privation totale de sommeil réduit autant la sensibilité à l'insuline que six mois d'un régime alimentaire de type *junk food* !

Le mauvais sommeil accentue enfin certains phénomènes inflammatoires et perturbe la synthèse de l'hormone de croissance (voir p. 55), qui se fait durant le sommeil profond.

Les bienfaits d'un sommeil réparateur

Durant le sommeil, différents processus se mettent en place. Aux phases d'élimination et de désacidification (on se détoxifie pendant la nuit) succèdent une phase de réparation cellulaire (entre 1 heure et 3 heures du matin) puis une phase neuro-hormonale au réveil. Un sommeil réparateur permet donc la régénération des cellules, l'augmentation de la sécrétion de l'hormone de croissance et le renforcement des défenses immunitaires. Il remet les pendules à l'heure par une resynchronisation de l'horloge biologique et permet un rééquilibrage des hormones.

Ainsi, **un sommeil réparateur d'au moins 7 heures ralentit le vieillissement** (il a été démontré qu'il permet de préserver la longueur des télomères*).

* Les télomères se trouvent à l'extrémité des chromosomes et sont comme des petits capuchons qui protègent ainsi notre patrimoine génétique. Sous l'effet du vieillissement, du stress et de l'inflammation, ils raccourcissent. Sur les liens entre le sommeil et la longueur des télomères, voir les travaux du Dr Elizabeth Blackburn, prix Nobel de médecine en 2009 avec Carol Greider et Jack Szostak, notamment son livre *L'effet télomère : une approche révolutionnaire pour allonger sa vie et ralentir les effets du vieillissement*, Guy Trédaniel éditeur, 2017.

Il permet aussi de **réguler l'appétit** (le manque de sommeil agit sur deux hormones : la leptine, qui provient des adipocytes, et la ghréline qui vient de l'estomac – voir p. 52). Entre une nuit de 5 heures et une nuit de 8 heures, le taux de ces hormones peut varier de 15 %.

Si vous voulez perdre du poids, soyez patient !

Si vous commencez à pratiquer le jeûne intermittent dans le but de perdre du poids, il va vous falloir laisser le temps au temps... Ce n'est pas parce que, ce matin, vous avez sauté le petit-déjeuner que vous avez perdu 500 g ! Ne gardez pas les yeux rivés sur la balance en permanence, mais accordez davantage d'importance aux bienfaits que le jeûne vous apporte et que vous pouvez ressentir sur votre forme physique et mentale. **Pesez-vous 1 fois par semaine, pas plus.** Vous commencerez à constater les premiers changements sur la balance **au bout de 2 ou 3 semaines.**

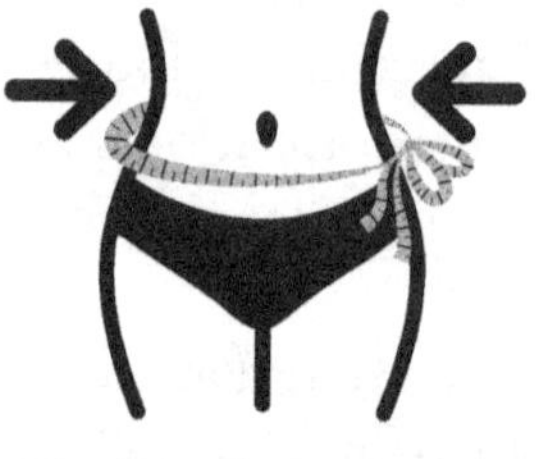

Trois règles d'or pour assurer la perte de poids... en douceur

Le point primordial à toujours garder en tête est de privilégier les aliments à indice insulinique bas (voir p. 163), de faire la part belle aux oméga 3 (voir p. 141) et de consommer à volonté des légumes de saison biologiques et de préférences locaux.

Et après la phase de jeûne ?

Une fois votre objectif atteint (vous avez par exemple perdu les 5 kg dont vous vouliez vous débarrasser), **n'abandonnez pas vos nouvelles bonnes habitudes** ! Le fasting n'est pas seulement une méthode de régulation du poids, c'est aussi un mode de vie, et il n'y a **aucun problème à l'appliquer sur le long terme**, bien au contraire. Ses bénéfices santé sont très nombreux et vous avez tout intérêt à en profiter tout au long de votre vie. D'ailleurs, ce sont ces bénéfices santé qui doivent vous motiver à le mettre en place et à le pratiquer régulièrement... On peut tout aussi bien le pratiquer pour perdre du poids, ou simplement pour conserver la ligne et son poids de forme ou, surtout, pour préserver sa santé et vivre plus longtemps !

Chapitre 2

Que mange-t-on avant et après le jeûne ?

La pratique du jeûne intermittent est l'occasion de faire de grands changements dans ses habitudes alimentaires. Il serait en effet dommage – et surtout contre-productif et délétère pour votre santé ! – de jeûner tout en ayant une alimentation malsaine et déséquilibrée par ailleurs.

Le jeûne intermittent est l'occasion d'une remise à plat bénéfique pour la santé. Voici les quelques grands principes alimentaires à adopter afin de maximiser les effets du jeûne, d'optimiser votre perte de poids et de prendre soin de vous.

MOINS DE GLUCIDES : LES PRINCIPES DE BASE DE L'ALIMENTATION *LOW CARB*

Aujourd'hui, **les sucres tiennent une place centrale dans notre alimentation moderne.** Notez que l'on parle ici « des sucres » au pluriel et donc au sens large : le terme regroupe à la fois le sucre que l'on met dans ses boissons chaudes, celui que l'on utilise pour préparer des gâteaux, des biscuits ou des bonbons, celui qui est employé par les industriels comme additif pour « améliorer » le goût de leurs produits (sauces, pizzas, plats préparés, charcuterie…), mais aussi celui que l'on trouve dans les fruits, les céréales, les légumineuses, les pommes de terre, le pain… On les appelle aussi « glucides » ou « hydrates de carbone »*.

Pourquoi l'excès de glucides est-il néfaste pour la santé ?

Les glucides sont omniprésents dans notre alimentation. La cause : une consommation toujours plus importante de produits industriels, de céréales, de féculents et de boissons ou barres sucrées. C'est un vrai problème de santé publique, qui n'est pas nouveau : aujourd'hui, **on fait de plus en plus le lien entre une alimentation riche en glucides et l'apparition des maladies dites « de civilisation »** (obésité, diabète de type 2, maladies cardiovasculaires, pathologies inflammatoires, maladies auto-immunes, maladies neurodégénératives et cancer). De plus en plus d'études scientifiques montrent par ailleurs l'intérêt de réduire sa consommation de glucides pour prévenir les maladies, notamment sur le plan cardiovasculaire et de l'auto-immunité, pour perdre du poids ou pour prévenir et accompagner la guérison d'un cancer.

Le problème central est qu'**une alimentation trop riche en glucides va entraîner un dérèglement de l'insuline**. Cette hormone produite par le pancréas a en effet pour rôle de faire entrer le sucre sanguin issu de l'alimentation dans les cellules pour leur permettre de fabriquer de l'énergie (ATP) et ainsi réguler la glycémie (le taux de sucre sanguin). En cas d'apports trop

* Parmi eux, on distingue les monosaccharides (glucose, fructose, galactose), les disaccharides (saccharose, lactose, maltose) et les polysaccharides (amidon, cellulose, glycogène…).

importants de glucides, le pancréas doit produire toujours plus d'insuline. Les récepteurs à insuline répartis sur la membrane cellulaire commencent à saturer : ils ne parviennent plus à remplir leur mission, à savoir faire entrer le sucre dans la cellule. Résultat : le glucose stagne dans le sang, il est transformé par le foie en triglycérides et stocké dans les tissus adipeux tandis que le pancréas, lui, s'épuise à produire toujours plus d'insuline, dont le taux reste à un niveau élevé de façon chronique. C'est ce que l'on appelle l'**insulino-résistance** : les récepteurs situés sur la membrane cellulaire deviennent résistants à l'insuline. On sait aujourd'hui que **ce phénomène favorise divers problèmes de santé** : acné, surpoids, diabète de type 2, inflammation, maladies cardiovasculaires et cancer… **Un taux d'insuline élevé est en effet source d'inflammation.**

De plus, les glucides en excès, tout comme les édulcorants, perturbent l'équilibre microbien intestinal et sont en lien avec une prolifération de pathogènes (dont des pathogènes fongiques de la famille des *candida,* dont le plus connu est le *Candida Albicans*) et une inflammation du tube digestif devenant systémique – qui s'accompagne d'une fatigue chronique. Nous ne sommes pas faits pour manger 50 % de glucides à chaque repas, une habitude qui est d'ailleurs très récente et qui est corrélée à de nombreux fléaux, dont le syndrome métabolique.

Il est heureusement possible d'agir et de rétablir progressivement le mode de fonctionnement normal de l'insuline et des récepteurs à insuline. Pour cela, il faut :

- **réduire drastiquement sa consommation de glucides** ;
- **solliciter moins souvent son pancréas en mangeant moins souvent** (jeûne de 16 heures et, idéalement en cas de diabète de type 2, 2 journées par semaine d'un jeûne de 24 heures) **et en intégrant à chaque repas des aliments**

riches en oméga 3 (graines de chia et lin moulues, huile de cameline ou de sacha inchi, notamment). Notre alimentation devrait être essentiellement composée de légumes de saison, de bons acides gras (dont les oméga 3), d'un peu de protéines et de féculents provenant de légumes racines, en plus petites doses.

Comment réduire sa consommation de glucides ?

Voici, en pratique, les principales règles d'or pour réduire sa consommation de glucides dans le cadre d'une alimentation *low carb* ou cétogène :

- **Bannissez tous les produits sucrés :** sucre ajouté (blanc, complet, agave, fructose, xylitol, rapadura...), miel, céréales pour le petit-déjeuner, pâtisseries, viennoiseries, crèmes dessert, chocolat, glaces, confitures, bonbons, etc. Sans oublier, bien sûr, toutes les boissons sucrées : jus de fruits (même sans sucre ajouté), sodas (même light)...
- **Supprimez tous les produits à base de céréales raffinées** (pain blanc, pâtes blanches, riz blanc, farine blanche...) **et limitez votre consommation de légumes féculents ayant un indice glycémique élevé** (notamment les pommes de terre, surtout en purée ou trop cuites). Privilégiez les glucides à indice glycémique (IG) moyen, sans en faire une grande consommation : patate douce, courges, sarrasin, manioc, châtaigne, quinoa, amarante, lentilles, pois chiches, haricots, riz complet et semi-complet... Ces glucides à IG moyen peuvent être conservés dans le cadre d'une phase d'adaptation, pour passer progressivement du « tout-glucides » à une alimentation très pauvre en glucides (sinon, vous n'allez pas pouvoir tenir). En revanche, si vous souhaitez suivre une alimentation cétogène,

il faudra les supprimer, car votre taux de glucides journalier sera trop important pour passer en cétose (voir p. 45).

- **Réduisez votre consommation de fruits et privilégiez les moins sucrés :** de préférence fruits rouges (fraise, framboise, myrtille…), noix de coco, olives, avocat dans le cadre d'une alimentation cétogène… Si vous voulez adopter une alimentation *low carb*, la consommation de 1 ou 2 fruits de saison biologiques, au choix, par jour est tout à fait possible.

Des fruits avec modération

Ce qu'il ne faut pas faire, ce sont des orgies de fruits qui perturberaient également votre flore et feraient grimper votre taux d'insuline !

- **Bannissez les produits industriels tout prêts**, bourrés de sucres cachés et autres additifs (gluten, lactose, nitrates, colorants…). À la place, privilégiez les produits bruts, non transformés, bio et si possible locaux.
- **Supprimez les produits laitiers**, y compris le yaourt nature. Même s'ils affichent un index glycémique (IG) faible, leur consommation a un impact important sur l'insuline, car leur index insulinique (II) est élevé (voir encadré ci-après). Ils sont également déconseillés pour d'autres raisons (voir p. 135).

ZOOM SUR L'INDEX GLYCÉMIQUE ET L'INDEX INSULINIQUE

L'**index glycémique (IG)** mesure la propension d'un aliment à faire monter le taux de sucre dans le sang (glycémie). Plus l'IG d'un aliment est élevé, plus sa consommation entraîne une hausse rapide du taux de sucre dans le sang (c'est le cas, par exemple, du pain blanc ou du sucre). Plus l'IG d'un aliment est faible, moins cette vitesse est importante (c'est le cas de la plupart des légumes, surtout des légumes verts).

L'IG ne dépend pas de la quantité de glucides contenus dans l'aliment, mais d'autres facteurs :

› La qualité de ces mêmes glucides. Il existe deux grands types d'amidons, l'un faisant élever la glycémie plus vite que l'autre. Ce qui explique pourquoi, par exemple, les pommes de terre et le blé (qui contiennent plus d'amylopectine) ont un IG plus élevé que les légumineuses et le riz basmati (qui contiennent davantage d'amylose).

› La teneur en fibres solubles de l'aliment. Plus il est riche en fibres, moins l'IG est élevé. Voilà pourquoi les graines de chia ou de lin, ou encore les céréales complètes (avec l'enveloppe de la graine) ont un IG plus bas.

› Le mode de cuisson de l'aliment. Ainsi, les pâtes cuites *al dente* ont un IG moins élevé que les pâtes trop cuites. Il faut aussi noter que les pommes de terre cuites à la vapeur et mangées froides ont un IG moins élevé que celles de la purée ou que les pommes de terre au four. En effet, refroidi, l'amidon se transforme en amidon résistant : il n'est pas digéré dans l'intestin et peut donc être considéré comme une fibre. D'où l'intérêt de manger les pommes de terre, mais aussi le riz ou encore les lentilles, en salade, et donc froids.

› Le degré de transformation de l'aliment. Plus il est transformé, plus son IG est élevé. Cela explique pourquoi les céréales pour le petit-déjeuner ou encore la purée instantanée en sachet ont un

IG encore plus élevé que les céréales brutes. Attention aussi aux galettes de riz soufflé, qui ont un IG élevé, ainsi qu'aux amidons (fécules) de pomme de terre, de maïs…
Mais l'index le plus fiable est l'index insulinique (II). Il rend compte de la sécrétion d'insuline qui fait suite à l'ingestion d'un aliment. L'II de référence est celui du pain blanc, qui est de 100. Pour de très nombreux aliments, l'IG et l'II sont corrélés. Cependant, certains aliments peuvent avoir un IG faible mais un II élevé. C'est le cas des produits laitiers, qui contiennent du lactosérum. Par exemple, un yaourt nature a un IG de 62 et un II de 115 (II supérieur à celui du pain blanc, qui est de 100, et équivalent à celui d'une barre chocolatée). Ajouter du lait, même en petite quantité, à un aliment augmente aussi l'index insulinique de l'aliment ingéré.

Par quoi remplacer le sucre ?

Supprimer complètement le sucre de votre alimentation vous paraît mission impossible ? Sachez qu'il existe plusieurs solutions pour sucrer vos aliments et vous aider à tenir (vous les trouverez facilement dans les épiceries bio et sur les sites Internet spécialisés) :

- **Le sucre ou le sirop de coco.** Issus de la sève des fleurs de cocotier, ces produits ont un IG bas de 35. Ils contiennent par ailleurs des minéraux (zinc, potassium, phosphore, cuivre, magnésium, fer…) ainsi que des vitamines B1 et C.
- **La sève de kitul**, extraite d'un palmer originaire d'Asie. Elle a un IG de 45 et apporte de nombreux minéraux et vitamines. Elle a par ailleurs un petit goût de caramel !
- **Le sirop de yacon.** Extrait d'une plante tubéreuse, il est riche en prébiotiques, bons pour la flore intestinale. Son pouvoir sucrant est fort (25 g de yacon = 150 g de sucre) et son IG est très faible.

- **Une pincée de caroube.** Les gousses de ce fruit, qui pousse sur un arbre appelé caroubier, contiennent des graines au goût chocolaté et légèrement sucré. Elles sont par ailleurs une bonne source de fibres. On trouve la caroube sous forme de poudre.
- **Une pincée de lucuma.** Ce fruit originaire d'Amérique du Sud, surnommé « l'or des Incas », a une saveur sucrée, dont le goût rappelle celui des figues séchées. Son IG est bas et il contient de la vitamine C, des vitamines du groupe A, de la vitamine B3, ainsi que des minéraux (fer, calcium, phosphore...). On le trouve principalement sous forme de poudre.
- **Une pincée de cacao cru.** C'est une très bonne source de minéraux, en particulier de magnésium et de zinc. Il est également très riche en polyphénols.
- **Une pincée d'épices**, en particulier de la cannelle et de la vanille. La cannelle est une épice très intéressante pour ses actions antibactériennes, anti-oxydantes, et parce qu'elle fait baisser l'indice glycémique des aliments auxquels elle est incorporée.
- **Les dattes séchées**, à raison de 1 ou 2, pour sucrer les pâtisseries *low carb*.
- **Le souchet.** Ce tubercule au goût très doux permet d'apporter une note sucrée. On le trouve sous forme de noix ou de farine, qui peut être utilisée crue ou dans les recettes de pâtisserie ou de porridges *low carb*. Il est très riche en fibres et peut aussi aider en cas de constipation.

Du souchet à petites doses

Veillez toutefois à ne pas en abuser, car il contient tout de même 49 à 63 g de glucides aux 100 g. Limitez-vous à 2 noix ou à 1 cuillère à soupe de farine.

- **La farine de coco, la poudre d'amandes ou de noisettes...** Elles apportent un petit goût sucré naturel aux recettes *low carb*. La farine de coco est aussi très riche en fibres et est le partenaire de tous les intestins ralentis.
- **La stevia naturelle bio.** Issue d'une plante originaire d'Amérique latine, elle possède un pouvoir sucrant 15 à 20 fois plus élevé que celui du sucre. Optez obligatoirement pour une stevia naturelle, bio, verte et pure (il s'agit ici de la feuille entière de stevia), et non pour tous les autres produits, extraits de stevia raffinée. Dans tous les cas, n'en abusez pas : mieux vaut ne pas « leurrer » votre organisme (voir aussi p. 113).

ET LES ÉDULCORANTS DE SYNTHÈSE ?

La liste des édulcorants de synthèse est longue : aspartame, saccharine, sucralose, alitame, neotame, acésulfame K... Si leur IG est de zéro, sachez en revanche que leur seul goût sucré peut entraîner une fabrication d'insuline, et donc faire grossir. De plus, ce sont des produits de synthèse, c'est-à-dire fabriqués à partir d'un procédé chimique. De nombreuses études ont souligné leurs effets neurotoxiques et cancérigènes. Ce sont donc de véritables poisons, dont il vaut mieux se passer !

PLUS DE PRODUITS SAINS : LES PRINCIPES DE BASE DE L'ALIMENTATION HYPOTOXIQUE

L'un des effets bénéfiques du jeûne est d'accélérer l'élimination des toxines accumulées dans l'organisme. Il serait donc complètement contre-productif de continuer à consommer des produits bourrés de toxiques ! **Pour optimiser les effets de votre jeûne intermittent, mieux vaut donc adopter les principes de l'alimentation hypotoxique.**

Évitez tous les produits industriels transformés

Ils sont sources d'additifs divers et variés, et pauvres sur le plan nutritionnel. Privilégiez les **produits bruts, non transformés, non cuisinés**, et (ré)apprenez à cuisiner !

Privilégiez toujours les produits bio

C'est la règle d'or pour éviter d'ingurgiter trop de résidus chimiques, que ce soit pour les légumes, les fruits, les huiles, les oléagineux, les céréales, les légumineuses... De plus, les végétaux qui ont poussé sur une terre vivante, non carencée ou morte à cause des traitements industriels à répétition, seront **nutritionnellement plus riches** que ceux issus de l'agriculture conventionnelle. N'oubliez pas de **privilégier également les produits de saison**, plus riches en nutriments. Et encore mieux les légumes anciens ! Découvrez de nouveaux légumes en privilégiant toujours les légumes aux couleurs vives.

Consommez des viandes bio, de bonne qualité, et sans excès

Les produits d'origine animale apportent des acides aminés essentiels et des minéraux indispensables (fer et zinc notamment). Ils sont également la seule source biodisponible de vitamine B12, indispensable dans la formation des globules rouges et le bon fonctionnement du système nerveux, car les animaux sont dans la plupart des cas supplémentés en B12.

Mais attention : le gras de la viande concentrant les résidus toxiques, les métaux lourds, les polluants, les déchets hormonaux, les résidus antibiotiques et les perturbateurs endocriniens, **il est impératif de choisir une viande issue d'élevages biologiques**, donc moins exposée aux produits chimiques que celle issue d'élevages conventionnels. Optez pour des viandes de qualité provenant d'animaux nourris à l'herbe, et non avec du maïs ou du soja (souvent OGM), car ces derniers sont plus riches en oméga 6 pro-inflammatoires (acide arachidonique).

Autre information importante à savoir : même bio et de bonne qualité, les viandes peuvent être **toxiques si elles sont consommées en excès.** Cela pour les raisons suivantes :

- Les viandes sont riches en graisses pro-inflammatoires. Elles apportent des graisses saturées trans (quand elles sont grillées) et de l'acide arachidonique (précurseur des prostaglandines inflammatoires de la série 2). Elles sont aussi riches en leucine, un acide aminé qui favorise l'inflammation. Elles contiennent également du fer pro-inflammatoire, mais aussi pro-oxydant et facteur de prolifération des virus, bactéries, champignons, parasites et cellules cancéreuses.
- Elles ont un effet acidifiant, quand elles sont consommées en excès. En clair, elles vont perturber l'équilibre acido-basique et contribuer à acidifier l'organisme, ce qui peut provoquer divers troubles de santé, notamment des maladies inflammatoires. Pour limiter cet effet, il est indispensable de **consommer la viande avec une grande quantité de légumes** qui sont, eux, basifiants.
- Elles sont riches en agents microbiens (virus et bactéries).

- Elles accélèrent le vieillissement de l'organisme, **en particulier quand elles sont cuites à haute température ou grillées.** Sous l'effet de la chaleur, les protéines sont caramélisées : on parle de réaction de Maillard ou de glycation, ce qui est l'une des causes de ce vieillissement accéléré et de toutes les maladies qui y sont liées (par exemple les maladies dégénératives, dont font partie les maladies de Parkinson ou d'Alzheimer). Sans oublier que la cuisson de la viande au barbecue est cancérogène !
- Comme le souligne un récent rapport* de l'Organisation mondiale de la santé, la viande rouge est aussi un carcinogène probable.

Pour toutes ces raisons, il est important :

- de **diminuer votre consommation de viande et d'alterner avec des protéines végétales** ; essayez de la limiter à 2 fois par semaine et alternez avec des œufs biologiques de la ferme et des sources de protéines végétales (voir encadré ci-après) comme le tofu, les légumineuses, les oléagineux, les algues... ;
- d'**éviter de consommer de la viande le soir**, car elle entrera en compétition avec le tryptophane (un acide aminé qui permet la libération de la sérotonine, laquelle joue un rôle essentiel dans la régulation de l'humeur, de l'appétit, de l'anxiété et du sommeil) — en clair, la consommation de viande au dîner peut empêcher de dormir ;
- de toujours **choisir des produits de qualité** (labels bio et Bleu-Blanc-Cœur, viandes élevées en plein air...) ;
- de **diversifier ses sources de matières grasses** (voir aussi p. 138).

* « Le Centre international de recherche sur le cancer évalue la consommation de la viande rouge et des produits carnés transformés », communiqué de presse du Centre international de recherche sur le cancer (CIRC), 26 octobre 2015.

POURQUOI LA VIANDE EST-ELLE À ÉVITER LE SOIR ?

La viande est riche en acides aminés à chaîne ramifiée (BCAA), à savoir leucine, valine et isoleucine. Ceux-ci, et plus particulièrement la leucine, s'opposent au passage du tryptophane dans le cerveau : ils entrent en compétition avec lui pour traverser la barrière hémato-cérébrale. Le tryptophane est un acide aminé (le moins abondant de l'alimentation) qui joue un rôle important car il est le précurseur métabolique de la sérotonine (et de la mélatonine), neurotransmetteur jouant un rôle essentiel dans la régulation de l'humeur, de l'anxiété, et du sommeil. On dit que la consommation de viande le soir entraîne un effet anti-sérotoninergique, ce qui, vous l'aurez compris, empêche de bien dormir.

ZOOM SUR LES PROTÉINES VÉGÉTALES INTÉRESSANTES POUR LA SANTÉ

Les protéines existent dans toute matière vivante. Elles sont formées par l'assemblage d'éléments plus petits désignés sous le nom d'acides aminés. Les sources végétales d'acides aminés sont les suivantes :

› les oléagineux (amandes, noix, graines de chia et de citrouille…) ;
› les légumineuses (soja, pois chiches, lentilles, haricots…) ;
› les céréales (le riz et les céréales riches en prolamines – que nous ne recommandons pas – : blé, orge, avoine, maïs, épeautre, kamut, millet) ;
› les pseudo-céréales (riz sauvage, sarrasin, quinoa, amarante) ;
› les algues de mer (tartare d'algues de wakame, kombu…) ou d'eau douce (spiruline, klamath), voir aussi p. 135 ;
› les graines germées (alfafa, poireau, cresson, roquette, fenugrec…) ;

→

- les plantes sauvages (l'ortie, les amaranthes, la consoude, le chénopode blanc...) ;
- les protéines foliaires et les légumes en général (les fanes des betteraves par exemple, le persil, les feuilles d'épinard, l'artichaut, les feuilles de chou...) ;
- les plantes aromatiques (thym, romarin, basilic...) ;
- les champignons.

Les sources de protéines végétales étant très diverses, il est donc très rare d'être carencé en protéines. On peut facilement introduire progressivement 1 ou 2 repas à base de protéines végétales chaque semaine. Et pourquoi ne pas basculer sur une alimentation à dominante végétarienne ?

Faites le tri dans les poissons et les fruits de mer

Comme la viande, les produits de la mer sont une source majeure de toxiques. Aujourd'hui, les mers sont particulièrement polluées et la qualité des poissons en subit directement l'impact. Les gros poissons gras notamment, qui se nourrissent d'espèces plus petites, sont bourrés de polluants et de métaux lourds, en particulier de mercure, un neurotoxique puissant (rappelons que le gras, dans les produits de la mer comme dans la viande, retient les polluants).

Il est donc impératif de **ne pas consommer certaines espèces, trop polluées** (comme le thon, le saumon, l'espadon...) et de **se tourner vers les petits poissons gras**, comme les anchois (en priorité), les sardines, les maquereaux...

Attention également aux poissons blancs et aux fruits de mer, également très pollués (surtout les moules, les huîtres, les calamars...) : réservez-les aux plats de fête et contentez-vous des Saint-Jacques et des crevettes (sauf celles venant d'Asie).

MISEZ AUSSI SUR LES ALGUES !

Encore assez méconnues, les algues, très riches en protéines, sont des aliments à privilégier. Ces « légumes » de la mer sont jusqu'à 10 à 20 fois plus riches en minéraux que les végétaux terrestres. Aliments alcalins par excellence, ils aident à neutraliser l'acidification de l'organisme liée à une consommation excessive de protéines animales et de légumineuses. Ils contiennent aussi de la chlorophylle (le sang vert des végétaux, voir p. 145), des substances détox particulièrement actives, des antioxydants... Sans oublier de précieux oméga 3 et des fibres.
Misez sur les algues fraîches, bien meilleures en goût. Vous en trouverez facilement aujourd'hui dans les boutiques bio. À défaut, tournez-vous vers les algues en paillettes ou séchées — mais toujours de qualité bio !

Éliminez le gluten et les produits laitiers

Ces premières règles d'or de l'alimentation hypotoxique sont relativement faciles à intégrer et à suivre au quotidien, car elles portent sur le choix des aliments au sein de leur catégorie.

L'élimination du gluten et des produits laitiers demande en revanche davantage d'efforts, car cela implique de supprimer de son alimentation des catégories entières d'aliments. Et si vous profitiez de vos bonnes résolutions sur le jeûne pour faire un pas de plus vers une vraie alimentation santé ?

Pourquoi se passer du gluten ?

Le gluten (l'une des protéines du blé) **est très nocif pour l'intégrité de la muqueuse intestinale, et il est à l'origine du développement de nombreuses pathologies.** D'une manière plus large, toutes les prolamines (type de protéines) sont néfastes, car elles font des trous dans la muqueuse. On retrouve les prolamines dans de nombreuses céréales, notamment le blé, mais aussi le seigle, l'avoine, l'orge, l'épeautre et le maïs. Chez certaines personnes, ces prolamines provoquent une réaction immunitaire qui entraîne une inflammation, elle-même provoquant une dysbiose intestinale (déséquilibre de la flore) et une perméabilité de l'intestin. En clair, la barrière intestinale ne remplit plus correctement son rôle et laisse passer des peptides (chaînes d'acides aminés mal découpées), des toxines, des toxiques et autres micro-organismes pathogènes qui vont maintenir le système immunitaire en alerte constante : **c'est la cause du déclenchement de la maladie inflammatoire**.

En pratique, la suppression totale du gluten (ainsi que de la caséine, voir ci-après) permet de rétablir l'équilibre intestinal et l'intégrité de la muqueuse. Cela demande beaucoup de rigueur, car l'éviction doit être stricte. Il faut donc **supprimer toutes les céréales contenant du gluten ainsi que tous les produits industriels en contenant** (soulignons que le gluten est aussi utilisé comme additif dans de très nombreux produits industriels, dont la charcuterie et le chocolat !).

Pourquoi se passer des produits laitiers ?

Comme le gluten, **la caséine, qui est la protéine du lait, a des effets inflammatoires**. Elle provoque une dysbiose et une hyperperméabilité intestinale responsable de troubles du comportement (insomnies, réactions impulsives, problèmes de concentration ou d'apprentissage...), mais aussi des maladies auto-immunes et neurodégénératives.

De plus, une grande partie des adultes ne possèdent plus l'enzyme qui permet de digérer le sucre du lait, le lactose. Ce qui entraîne des intolérances et, à terme, des problèmes de cataracte et de neuropathies (car le lactose non digéré s'accumule dans le cristallin et la gaine des nerfs).

Autre problème, et de taille : **les produits laitiers, qu'ils soient nature ou sucrés, sont insuliniques.** En clair, leur consommation fait monter le taux d'insuline. Cela est principalement lié à la présence de lactosérum (ou petit-lait), composé d'eau, mais aussi de sucre (le lactose) et de protéines. C'est le lactose, mais aussi et surtout la combinaison des différentes protéines du lait qui auraient un effet insulinique important (soulignons au passage que les protéines en excès stimulent également l'insuline dans le sang).

Enfin, ils contiennent de nombreuses hormones ainsi que des protéines qui élèvent le niveau de plusieurs facteurs de croissance, soupçonnés de jouer un rôle important dans la cancérogenèse, les pathologies auto-immunes et neurodégénératives, les troubles autistiques, les problématiques inflammatoires...

Et si je suis accro aux produits laitiers ?

En pratique, supprimer les produits laitiers, surtout si vous êtes un grand amateur de fromages et de yaourts, ne sera pas chose facile au début : il vous faudra suivre une période de sevrage d'environ 3 semaines. Pour éviter les frustrations, vous pouvez vous tourner vers des options végétales (voir encadré ci-après). Cela vous permettra aussi de tester de nouvelles saveurs, qui vont peut-être vous surprendre agréablement !

Mais ce qui vous motivera le plus, ce seront les bienfaits multiples que vous allez constater sur votre énergie, l'état de votre intestin, le rééquilibrage de votre poids, la diminution des problèmes ORL, des soucis articulaires, des migraines, etc.

PAR QUOI REMPLACER LES PRODUITS LAITIERS ?

› Des boissons végétales : amande, noisette, coco, macadamia, chanvre... Vous pouvez les acheter toutes prêtes ou les préparer vous-même facilement (voir les recettes p. 238).

› Des « yaourts » au lait de soja, nature, à acheter tout faits ou, mieux, à préparer soi-même, ou bien des « yaourts » préparés avec d'autres boissons végétales (amande, coco...) — voir les recettes p. 226 et suivantes.

› Des « faux-mages » (fromages vegan), notamment à base de soja, noix de macadamia ou cajou, amande, graisse de coco (voir les recettes p. 203 à 205).

DE L'IMPORTANCE D'AUGMENTER VOTRE CONSOMMATION DE BONNES GRAISSES

Quand on décide de perdre du poids, on a souvent tendance à éliminer les matières grasses de son alimentation. Mais, comme vous l'avez compris en lisant ce livre, ce ne sont pas les matières grasses que vous consommez qui vous font prendre du poids, mais les sucres en excès qui sont stockés dans le tissu adipeux.

Pour mincir, et être en bonne santé, il vaut donc mieux diminuer la quantité de sucre et veiller à consommer suffisamment de « bonnes » graisses. Celles-ci sont en effet indispensables à la synthèse des hormones, au bon fonctionnement du cerveau… Mais que sont exactement ces bonnes graisses ?

Pour bien comprendre, il est important de savoir qu'il existe deux grandes familles d'acides gras : les AG saturés et les AG insaturés. Cette différence réside dans la nature des liaisons qui relient les atomes de carbone entre eux : les AG saturés n'ont aucune double liaison tandis que les AG insaturés ont une double liaison (AG mono-insaturés) ou plusieurs (AG polyinsaturés). Voyons-les plus en détail.

Les AG saturés : préférez les sources végétales

Ils sont soit d'origine animale (viande, charcuterie, œufs, produits laitiers…), soit d'origine végétale (olives, beurre de cacao, huile de coco…). Ces acides gras sont des constituants des membranes cellulaires et des carburants spécifiques de certains tissus. Mais attention, il faut bien les distinguer, car **les premiers peuvent devenir pro-inflammatoires** quand ils sont sous la forme TRANS (huile ou margarine hydrogénée ou graisse animale cuite), et lorsqu'ils sont consommés en excès. C'est le cas par exemple de la viande grillée, ou encore des huiles végétales que l'on fait chauffer à trop haute température.

Des graisses à la composition multiple !

Notez également qu'une graisse peut être composée de différents acides gras (c'est la majorité des cas), comme l'huile d'olive, qui contient principalement des acides gras monoinsaturés (oméga 9) mais également des acides gras saturés et polyinsaturés.

ZOOM SUR LES TCM, L'HUILE DE COCO ET L'HUILE DE PALME ROUGE

Certains AG saturés d'origine végétale contiennent une quantité notable d'acides gras à chaîne moyenne ou TCM (triglycérides à chaîne moyenne). Ceux-ci sont bénéfiques pour l'organisme, car ils passent rapidement dans le sang et produisent des corps cétoniques, un carburant alternatif au glucose. Quand on réduit sa consommation de sucre, on a donc tout intérêt à augmenter sa consommation de ce type de graisses, qui fournissent une énergie très performante.
L'huile de coco est la meilleure source de TCM (60 % de ses acides gras), suivie par l'huile de palme rouge (50 % de ses acides gras). Elles ont donc toute leur place dans le cadre d'une alimentation *low carb high fat* ou cétogène.
L'huile de coco a de nombreux bienfaits pour la santé, notamment des actions anti-bactériennes et anti-fongiques (car elle contient de l'acide caprylique).

Les AG mono-insaturés, bons pour la santé cardiovasculaire

Il s'agit des oméga 9. On en trouve notamment dans les olives et l'huile d'olive, l'avocat, les noix de macadamia, les noisettes… Ils sont importants pour le bon fonctionnement du système cardiovasculaire, mais ils ne sont pas dits « essentiels » car l'organisme sait les synthétiser à partir d'acides gras insaturés. Ils sont particulièrement intéressants pour leur richesse en antioxydants.

Les AG polyinsaturés ou acides gras essentiels (AGE) : un équilibre à respecter

Ceux-ci **doivent être apportés par l'alimentation et sont indispensables au bon fonctionnement de l'organisme.** On distingue les oméga 3 et les oméga 6 :

- **Les oméga 3** ont une action anti-inflammatoire. Ils sont notamment apportés par les petits poissons gras, certaines micro-algues, certains oléagineux et graines (et les huiles qui en sont extraites : graines de lin, de chia, de sacha inchi…).
- **Les oméga 6** sont apportés par les viandes, les produits laitiers, les œufs, certaines huiles (tournesol, soja, maïs…), les produits industriels (souvent fabriqués avec ces huiles), certains oléagineux. Ils ne doivent pas être consommés en excès car, lorsque le rapport oméga 3 sur oméga 6 est déséquilibré en trop grande faveur des oméga 6, ils favorisent l'inflammation (en raison d'un excès d'acide arachidonique pro-inflammatoire). D'où l'importance de conserver un rapport oméga 3/oméga 6 équilibré (voir encadré ci-après) en consommant suffisamment d'huiles végétales riches en oméga 3 (chia, cameline, sacha inchi…) et de petits poissons gras, et pas trop de viandes, et d'éviter les produits laitiers et les produits industriels.

DE L'IMPORTANCE D'UN RATIO OMÉGA 3/OMÉGA 6 ÉQUILIBRÉ

Les oméga 3 et les oméga 6 sont tous des acides gras essentiels, qui doivent être apportés par l'alimentation. Mais attention, pas dans les mêmes proportions ! En effet, si les oméga 3 ont une action anti-inflammatoire, les oméga 6 en excès deviennent, eux, pro-inflammatoires. Voilà pourquoi il est important de **consommer le bon ratio, qui doit se situer autour de 1 oméga 3 pour 4 oméga 6** – voire, dans certaines pathologies anti-inflammatoires, autour de 1 pour 2.

Or, aujourd'hui, en raison de notre alimentation moderne, le ratio moyen de la population est plutôt de 1 pour 15, voire de 1 pour 30 (ou, pire, de 1 pour 40 aux États-Unis). **Ce déséquilibre est particulièrement néfaste pour la santé, car il crée et entretient l'inflammation, faisant le lit de nombreuses pathologies modernes :** obésité, maladies cardiovasculaires, maladies neurodégénératives, maladies auto-immunes, etc.

La raison de ce déséquilibre ? L'alimentation moderne, qui fait la part belle aux viandes issues d'animaux nourris avec des farines de maïs ou de soja (souvent génétiquement modifiées), et non avec du fourrage. Résultat : une viande trop riche en oméga 6. En outre, les produits industriels, qui sont de plus en plus présents dans notre alimentation, sont également très riches en oméga 6, car fabriqués à base d'huiles qui en contiennent beaucoup (comme l'huile de tournesol ou même des huiles hydrogénées...).

Le plus important à retenir est qu'**il ne faut pas bannir la consommation d'oméga 6, mais atteindre un juste équilibre avec les oméga 3**. D'où l'importance, aussi, de consommer régulièrement des petits poissons gras ou des œufs de label Bleu-Blanc-Cœur (garantissant que les poules sont nourries avec des graines de lin, du pourpier, des herbes fraîches... et donc pondent des œufs plus riches en oméga 3).

Notez enfin qu'une catégorie d'oméga 6 est intéressante pour la santé (les choses ne sont pas simples !) : ce sont les DGLA (acides dihommo-gamma-linoléniques), que l'on trouve dans la bourrache et l'onagre notamment, et qui ont pour action de limiter l'inflammation.

LE COUP DE POUCE DES SUPER-ALIMENTS, HAUTEMENT NUTRITIONNELS

Lorsque l'on pratique le jeûne intermittent, il est d'autant plus important de faire attention à la qualité des aliments que l'on mange afin de ne pas souffrir de carences en vitamines et minéraux. Pour éviter cela, la solution est de miser sur ce que l'on appelle les « **super-aliments** ». Ultra-riches en vitamines et/ou en minéraux et/ou en antioxydants, ils permettent de **combler facilement nos besoins nutritionnels**.

Parmi ces « super-aliments », en voici quelques-uns particulièrement intéressants que vous pourrez aisément intégrer à votre alimentation quotidienne...

Le cacao cru, une source exceptionnelle de minéraux

Comme son nom l'indique, il s'agit de **cacao pur** (sans ajout de sucre comme dans le chocolat) **qui n'a subi aucune transformation** (torréfaction, concassage) **ni aucun chauffage à plus de 45 °C**. Rien à voir, donc, avec le chocolat (même le chocolat noir à 70 % de cacao, qui a été chauffé et additionné de sucre).

Le cacao cru, lui, conserve donc toutes les propriétés santé du cacao. Et elles sont nombreuses ! C'est en effet **l'un des aliments les plus riches en nutriments**. Il contient, par exemple, 5 à 6 fois plus de magnésium que le cacao cuit, ainsi que des teneurs intéressantes en phosphore, fer, cuivre, potassium... C'est aussi une bonne source de zinc, nutriment qui joue un rôle important, notamment dans le système immunitaire. Il est également très riche en antioxydants, et particulièrement en polyphénols et flavonoïdes. Le cacao cru aide aussi à lutter contre le mauvais cholestérol, il diminue la tension artérielle, fluidifie le sang et **améliore la sensibilité à l'insuline**. Il apporte par ailleurs de la théobromine, un composant qui booste la bonne humeur. Il contient enfin des neurotransmetteurs qui jouent un rôle dans la régulation de l'équilibre psychique.

On trouve le cacao cru dans les épiceries bio, sous forme de tablettes, de poudre, de fèves à croquer...

L'açaï, riche en antioxydants et acides gras

Cette petite baie violette issue d'un palmier originaire d'Amérique du Sud est particulièrement **riche en antioxydants (polyphénols) et en acides gras** : acide oléique en majorité (bon pour la santé cardiovasculaire – 56,2 %), mais aussi acides linoléique (12,5 %) et palmitique (24,1 %). C'est par ailleurs une bonne source de vitamine E, de vitamine A et de vitamines du groupe B. Elle apporte également du fer, du manganèse et du magnésium.

On la trouve sous forme de poudre que vous pouvez intégrer dans des smoothies, des puddings de chia, des sauces, des purées d'oléagineux...

Le lucuma, l'or des Incas

Voir p. 128.

La maca, pour ses propriétés tonifiantes

La maca est une plante originaire d'Amérique latine dont on consomme le turbercule. On la surnomme « ginseng péruvien » en raison de ses **propriétés tonifiantes**, très utiles en cas de fatigue ou d'anémie, et adaptogènes (en clair, **elle stimule les fonctions nerveuses pour une meilleure régulation du stress**). Elle est riche en minéraux (potassium et calcium notamment), en vitamines et en acides aminés.

On la trouve dans les boutiques bio sous forme de poudre. Vous pouvez la prendre diluée dans de l'eau ou en ajouter dans vos préparations sucrées ou salées : soupes, porridges, smoothies... Elle existe aussi sous forme de gélules.

La spiruline, un cocktail nutritionnel d'exception

La spiruline est une micro-algue bleu-vert. Elle est particulièrement riche en protéines végétales de qualité, en antioxydants, en fer hautement assimilable et en vitamines (groupes B, K, E...). Elle apporte aussi de la chlorophylle (le sang vert des végétaux, aux propriétés détoxifiantes) et de la phycocyanine (un pigment bleu-vert qui stimule le système immunitaire, a une action antioxydante, anti-inflammatoire, hépatoprotectrice...). Elle est souvent qualifiée de super-aliment en raison de son **exceptionnelle richesse nutritionnelle**.

Sélectionnez-la avec soin

Choisissez impérativement une **spiruline de haute qualité, artisanale**, qui a bénéficié d'une eau de bassin contrôlée pour ne contenir aucun toxique et d'un séchage à basse température. Sachez que la norme de certification biologique de la spiruline est en cours de validation.

En pratique, vous pouvez la consommer sous forme de paillettes. Saupoudrez-en 1 cuillère à café sur un demi-avocat : un délice très énergétique ! Ou bien ajoutez-la dans vos smoothies, salades, etc.

Le thé vert, l'astuce anti-stockage des graisses

C'est une excellente source d'antioxydants, et en particulier d'EGCG (épicatéchines gallate), un composé très puissant qui aurait une action anti-tumorale. Des études ont également montré que la consommation régulière de thé vert pouvait permettre de **réduire le poids corporel et la masse grasse abdominale**, ainsi que d'**accroître l'oxydation des graisses et les dépenses d'énergie** (l'EGCG régule les gènes impliqués dans l'oxydation et le stockage des graisses, ainsi que ceux de la signalisation de l'insuline et du métabolisme du glucose). Par ailleurs, toujours en raison de sa richesse en antioxydants, le thé vert permet de **protéger le système cardiovasculaire** en neutralisant les radicaux libres.

Optez pour un **thé vert en vrac** (et non en sachets), et **d'origine biologique**. Faites-le infuser 3 minutes dans une eau pas trop chaude (60 à 70 °C). Pour un thé vert moins riche en théine, prolongez la durée d'infusion de 2 minutes.

Le bon thé vert qui vient du Japon

Vous pouvez aussi vous tourner vers le thé matcha (thé vert en poudre d'origine japonaise, le plus concentré en antioxydants) : versez-en 1 cuillère à café dans une tasse, ajoutez l'eau (70 °C) puis fouettez jusqu'à ce que le mélange devienne mousseux et d'une belle couleur verte.

Le rooibos, un concentré d'antioxydants protecteurs

Surnommée « thé rouge », cette plante originaire d'Afrique du Sud a la particularité de... ne pas être un thé — elle ne contient pas de théine. Elle est en revanche **très riche en antioxydants protecteurs contre le cancer, les maladies dégénératives, les maladies cardiovasculaires ou encore le vieillissement cérébral.** Elle est également utile pour lutter contre les problèmes de digestion et pour favoriser un sommeil réparateur. L'un de ses composants, le chrysoériol, permet notamment de réduire la tension artérielle.

Optez pour le **rooibos en vrac et estampillé bio.** Faites-le infuser dans une eau à 90 °C pendant 5 à 8 minutes.

Un petit rooibos le soir ?

À la différence du thé vert (qui contient de la théine, excitante), vous pouvez en boire sans problème le soir.

PETIT RÉCAPITULATIF : CONCRÈTEMENT, ON MANGE QUOI ?

- **Beaucoup de légumes verts :** ils doivent être la base de votre alimentation, et les éléments centraux de votre assiette.
- **De la viande et du poisson sans excès**, et en choisissant bien les produits.
- **Des œufs bio label Bleu-Blanc-Cœur.**
- **Des protéines végétales, dont le soja** (tofu, tofu lactofermenté, tempeh, natto, yaourt de soja bio…).
- **Des fruits peu sucrés :** fruits rouges (fraise, framboise, myrtille…), rhubarbe, citron, noix de coco, olives, avocat…
- **Un peu de céréales et de légumineuses**, en privilégiant la patate douce, les courges, le sarrasin, le quinoa, l'amarante, les lentilles… et, de temps en temps, le riz complet et semi-complet (aliments à IG moyen ou bas). Bien sûr, ici, nous serons dans une alimentation à IG bas mais pas cétogène.
- **Des bonnes matières grasses :** huiles riches en oméga 3 (cameline, sacha inchi…), huile de coco et de palme rouge (voir p. 140).
- **Des oléagineux** (amandes, noisettes, noix…) **et des graines** (de lin, de chia…), et tous leurs produits dérivés (huiles, purées, farines…).
- **Des herbes** (persil, ciboulette, coriandre, basilic, estragon…) et des épices (poivre, cannelle, curcuma, clou de girofle, cumin, vanille…), pour donner du goût et du peps à toutes vos recettes et apporter des anti-oxydants !
- **Un peu de sucres « vivants » ayant un IG bas** (sans excès, bien sûr) : sucre ou sirop de coco, sirop de kitul, lucuma, caroube (poudre ou sirop), yacon, stevia naturelle, pure et non raffinée… (voir p. 113).

Un peu de sucres vivants… mais pas trop !

Le taux de glucides dans une journée grimpe très vite !
Faites attention à ne pas dépasser deux cuillères à café de sucres « vivants » par jour. Pour le sucre de coco, par exemple, cela équivaut à 10 g au total, soit environ 9,2 g de glucides.
Vous pouvez appliquer la même règle pour les autres sucres. L'idéal pour ralentir leur passage dans le sang est de les intégrer dans un aliment riche en fibres (graines de chia moulues, farine de coco…) ou d'ajouter de la cannelle.
Si vous souhaitez mettre en pratique un régime cétogène et ne pas dépasser 50 g de glucides par jour – voire dans certains cas 20 g par jour –, il sera préférable de vous contenter d'une pincée de sucre, et de diminuer petit à petit pour finir par n'utiliser que la cannelle et le cacao cru.

Pour vous aider à bien composer vos menus, voici quelques suggestions pour chacun des repas de la journée.

Le petit-déjeuner

Le premier repas de la journée est souvent le plus riche en glucides. Jus de fruits en bouteille, lait, chocolat en poudre, céréales transformées et sucrées, pain blanc et confitures sont tous des produits à IG élevé. Si vous démarrez la journée avec ce type d'alimentation, vous aurez immanquablement faim vers 11 heures et vous aurez tendance à grignoter. En effet, la consommation de sucre entraîne un phénomène d'hyperglycémie qui, elle-même, provoquera une hypoglycémie réactionnelle. En clair, si vous mangez beaucoup de sucre, votre glycémie augmente. Votre organisme produit alors de l'insuline en grande quantité, qui fait baisser le taux de sucre et provoque cette hypoglycémie, se traduisant par une baisse d'énergie et une envie de sucre. Pour tenir jusqu'au déjeuner, vous grignotez et vous vous retrouvez à nouveau en hyperinsulinémie. C'est l'effet yo-yo, qui peut perdurer toute la journée !

Pour éviter ce phénomène, la solution consiste à **privilégier les petits-déjeuners riches en graisses** (oméga 3 et oméga 9) **et en protéines de qualité.** Vous aurez ainsi l'assurance de démarrer la journée du bon pied, en fournissant à votre corps ce dont il a besoin pour fonctionner, aussi bien sur le plan physique que mental. Vous serez calé toute la journée et n'aurez plus de pulsions alimentaires.

HALTE AU CAFÉ !

Le café est une boisson hyper-acidifiante et un puissant diurétique qui fait perdre les précieuses réserves de magnésium, l'un des minéraux les plus importants du corps humain : il intervient dans plus de 350 réactions biochimiques. Or, nous consommons sans cesse et toujours plus de café dans nos vies actuelles devenues très stressantes.

Durant la période de jeûne, évitez absolument le café et tournez-vous vers le thé vert, le thé rooibos, les tisanes ou le maté. Si vous ne pouvez pas vous passer de café, limitez-vous à un café par jour et surtout de qualité biologique car, comme le thé, le café est un aliment qui concentre fortement les pesticides.

Types de café bio à privilégier : grains sauvages d'Éthiopie, Blue Mountain ou Maragogype.

Pourquoi des menus « de transition » ?

Comme vous le verrez dans les programmes de jeûne proposés dans la suite de ce livre, vous avez le choix entre différents types de petits-déjeuners. Les formules « de transition » peuvent être adoptées dans un premier temps, pour vous faciliter le passage entre une alimentation classique, riche en glucides, et une alimentation *low carb*. Ces formules sont un peu plus riches en glucides. L'objectif étant, à terme, de privilégier les formules *low carb*.

Formule n° 1 (petit-déjeuner de transition)

Boisson chaude au choix, sans sucre ajouté (thé, tisane, maté, rooibos)
+ 2 tranches de pain biologique sans gluten (sarrasin, riz, farine de coco ou d'amandes...)
+ 2 cuil. à soupe de purée d'amande ou de noisettes bio non sucrée *ou* de beurre *ou* de mousse de coco

Formule n° 2 (petit-déjeuner de transition)

Boisson chaude au choix, sans sucre ajouté (thé, tisane, maté, rooibos)
+ 30 g de flocons de sarrasin, quinoa ou amarante
+ 150 ml de lait d'amande
+ 1 cuil. à café de lucuma *ou* caroube et 1 cuil. à café d'açaï

Formule n° 3 (petit-déjeuner de transition)

Boisson chaude au choix, sans sucre ajouté (thé, tisane, maté, rooibos)
+ porridge protéiné au sucre de coco (voir recette p. 234) *ou* sirop de kitul

Formule n° 4 (*low carb high fat*)

Boisson chaude au choix, sans sucre ajouté (thé, tisane, maté, rooibos)
+ yaourt de graines de chia aux épices (voir recette p. 226), additionné d'1 ou 2 cuil. à soupe de protéines végétales (de riz, de cacahuète, de pois, de chanvre ou d'amande – en magasins bio et sur les sites Internet spécialisés*)

Formule n° 5 (*low carb high fat*)

Boisson chaude au choix, sans sucre ajouté (thé, tisane, maté, rooibos)
+ 2 œufs bio Bleu-Blanc-Cœur à la coque
+ 1 avocat
+ 2 noix du Brésil *ou* quelques amandes

Formule n° 6 (*low carb high fat*)

Boisson chaude au choix, sans sucre ajouté (thé, tisane, maté, rooibos)
+ pancakes à la farine de coco, purée choco-noisettes (voir recette p. 223)

Formule n° 7 (*low carb high fat*)

Boisson grasse (boisson chaude habituelle additionnée de 1 cuil. à soupe d'huile de coco ou d'huile TCM**, à mixer. On peut également ajouter 1 cuil. à soupe de purée d'amande ou de noisettes non sucrée)

---

* Vous en trouverez notamment sur le site Nutri-Beautiful.

** Huile issue de la noix de coco et composée de 100 % de triglycérides à chaîne moyenne. On en trouve sur Internet – notamment sur le site Nutri-Beautiful. Elle est destinée à accélérer la cétose, notamment dans le cadre d'activités physiques chez des personnes suivant une alimentation cétogène et qui souhaitent améliorer leurs performances athlétiques, mais également dans le cadre de pathologies neurodégénératives.

Le déjeuner

Le midi, votre priorité est également de faire la chasse aux glucides, en particulier aux céréales et féculents qui, bien souvent, composent une grande part du déjeuner : pâtes, riz, pommes de terre, pain... Attention aussi aux desserts très sucrés, comme les pâtisseries, les crèmes, les yaourts, qu'ils soient nature (voir aussi p. 126), aromatisés ou aux fruits...
Pour vous aider à bien composer votre repas du midi, voici quelques pistes.

En entrée

Des crudités (concombre, fenouil, chou râpé, radis, céleri-rave, carottes...) *ou* une salade verte, assaisonnées avec une bonne huile (olive, cameline, colza...).

En plat

Une grosse portion de légumes cuits à la vapeur (courgette, épinards, choux, poireau...), assaisonnée avec des herbes et une bonne matière grasse (huile de coco, de palme rouge ou d'olive, par exemple) + une source de protéines de qualité (volaille, jambon cru, sardines, anchois, œufs, tofu, tempeh*...).

En dessert

Un yaourt végétal (soja, amande, coco...), *ou* un pudding de graines de chia, *ou* quelques oléagineux (amandes, noisettes, noix...), *ou* du cacao cru, *ou* une pâtisserie *low carb*.

---

* Le tempeh est une pâte de soja fermenté que l'on trouve dans les magasins bio.

Le dîner

Le soir, votre défi est d'éviter les plats tout prêts, bourrés de sucres et de mauvaises graisses (type pizzas, tartes salées, lasagnes), vers lesquels nous nous tournons trop souvent par manque de temps. La bonne nouvelle, c'est qu'il est possible de préparer des plats équilibrés et sains sans passer des heures en cuisine et sans avoir besoin d'être un cordon-bleu !

> ***Pas de viande au dîner !***
>
> Notez que, le soir, la viande n'est pas indispensable. Il est même préférable de l'éviter si vous souhaitez avoir un sommeil réparateur. Privilégiez les légumes et les bonnes graisses (voir p. 138), auxquels vous pouvez ajouter, occasionnellement, des œufs label Bleu-Blanc-Cœur si vous le souhaitez.

Pour vous aider à bien composer votre repas du soir, voici quelques suggestions.

En plat

Une soupe maison, *ou* une grande salade composée, avec un assortiment de légumes, *ou* des légumes cuits, à la vapeur de préférence.

En accompagnement (facultatif, en phase de transition)

Une à deux tranches de pain sans gluten biologique, avec un peu de fromage végétal (voir les recettes p. 203 à 205) *ou* une petite portion de patate douce ou courge.

En dessert

Un yaourt végétal (soja, amande, coco...), *ou* un pudding de graines de chia, *ou* quelques oléagineux (amandes, noisettes, noix...), *ou* quelques carrés de cacao cru (voir p. 143), *ou* une pâtisserie *low carb*.

Un petit supplément de bonnes graisses !

N'oubliez pas les bonnes graisses riches en oméga 3 dans les salades (huile de cameline, huile de colza, huile de sacha inchi...) et la graisse de coco ou de palme rouge dans les légumes cuits.

3

PROGRAMMES SUR MESURE ET RECETTES SPÉCIALES JEÛNE INTERMITTENT

Pour vous aider à mettre le jeûne intermittent en pratique, nous vous proposons plusieurs formules : certaines consistent à sauter un repas par jour (le petit-déjeuner, le déjeuner ou le dîner) ; la dernière vous invite à ne faire qu'un repas sur la journée.

Chaque formule est accompagnée d'un petit rappel pratique et d'un plan de repas d'une semaine (accompagnés de recettes détaillées dans la suite de ce livre).

Vous pourrez adapter ces programmes comme vous le souhaitez, en fonction de vos objectifs, de vos disponibilités, de votre motivation... Vous pouvez, par exemple, débuter en pratiquant une journée de jeûne intermittent par semaine, puis deux, puis trois, puis quatre... et pourquoi pas toute la semaine ? Certaines personnes en ont fait un vrai mode de vie qu'elles adoptent à longueur d'année !

De la même manière, si vous pratiquez le jeûne de 24 heures, vous pouvez jeûner d'abord une journée par mois, puis une toutes les trois semaines, une toutes les deux semaines, une toutes les semaines, etc.

Les 3 points importants à retenir !

① Ne vous jetez pas dans le jeûne intermittent tête baissée. Idéalement, il peut être judicieux de prévoir une phase de préparation de quelques semaines (c'est l'objectif du premier chapitre). Indispensable si vous avez tendance à grignoter toute la journée et/ou si vous êtes accro au sucre. Cette phase de préparation vous permettra d'intégrer ensuite plus facilement le jeûne intermittent dans votre quotidien.

② Allez-y en douceur ! Ne vous lancez pas dans un jeûne d'une journée entière toutes les semaines si vous n'avez jamais jeûné de votre vie. De la même façon, ne commencez pas en pratiquant le jeûne matinal tous les jours : testez-le d'abord sur un ou deux matins par semaine, avant d'augmenter le rythme si vous le souhaitez.

③ Restez toujours à l'écoute de votre corps et n'hésitez pas à demander conseil à un nutrithérapeute formé au jeûne intermittent afin qu'il vous accompagne dans votre démarche et vous donne des conseils adaptés à votre objectif.

DES MENUS POUR TOUS LES GOÛTS

Dans les différents plans de repas, vous trouverez des menus à base de protéines animales (plutôt volailles ou jambon cru), des menus végétariens (à base d'œufs ou de petits poissons) et même végétaliens (à base de tofu et fromages végétaux) afin que vous puissiez, suivant vos choix alimentaires, appliquer le jeûne intermittent et une alimentation à tendance *low carb* la plus adaptée et la plus équilibrée possible.

Chapitre 1

Vos 4 programmes de jeûne intermittent

Voici maintenant tous les conseils, infos, astuces et programmes pour vous aider à mettre en place le jeûne intermittent dans votre vie, ainsi qu'une alimentation adaptée, de la manière la plus progressive et efficace possible.

LA PHASE DE PRÉPARATION

Un jeûne, même s'il est intermittent, ne s'improvise pas ! Il est important de **vous y préparer quelques semaines avant** pour éviter d'abandonner toutes vos bonnes résolutions après deux ou trois jours de jeûne.

Prenez l'habitude d'espacer davantage vos repas

Pour éviter un changement trop brutal, commencez à vous habituer à **espacer vos repas pendant au moins 2 à 3 semaines avant le début du jeûne intermittent**. Une solution toute simple consiste à espacer de plus en plus votre repas du soir et votre repas du matin : chaque jour, il suffit d'avancer votre dîner et de reculer votre petit-déjeuner. Objectif : prendre l'habitude de suivre un jeûne de 13 heures tous les jours.

Aidez-vous à mieux dormir !

En avançant votre dîner, cela vous permettra d'ailleurs de mieux digérer et de mieux dormir (n'oubliez pas qu'il faut, idéalement, laisser 3 heures entre le dernier repas et le coucher afin que votre digestion ne perturbe pas votre sommeil.

Lorsque ces nouvelles habitudes seront mises en place, vous pourrez commencer à pratiquer le jeûne intermittent de 16 heures et plus, de manière plus sereine.

PRENEZ LE TEMPS DE LA RÉFLEXION

Pendant cette phase de préparation, posez-vous cette question essentielle : quelle est la meilleure formule de jeûne intermittent à adopter en fonction de mes contraintes professionnelles et familiales, et de mes activités (sportives ou autres) ? Pour moi, est-ce plus pratique de jeûner le matin, le midi, le soir, une journée entière dans la semaine ?

Changez petit à petit vos habitudes alimentaires

En pratique, durant cette phase préparatoire, veillez à faire **3 repas équilibrés sans collation**, afin de vous déshabituer du sucre et de vous permettre de ne pas craquer à la moindre friandise à votre portée. Cette phase doit être conçue comme une transition : petit à petit, il vous faudra réduire votre consommation de glucides afin de tendre vers une alimentation *low carb*.

- **Privilégiez toujours les aliments à index insulinique (II) ou à index glycémique (IG) bas** (voir aussi p. 126). Retenez que les aliments qui ont l'IG le plus faible sont :
  - les légumes verts (IG autour de 15) ;
  - les oléagineux (IG autour de 20-25) ;
  - les baies rouges, comme la framboise, la mûre, le cassis, la groseille… (IG autour de 25), à l'exception des fraises (IG de 40) et des myrtilles (IG de 53), ce qui reste toutefois faible.

Ensuite, viennent :
  - toutes les légumineuses, dont soja, lentilles, pois chiches, haricots… (IG entre 25 et 45) ;
  - la plupart des fruits (la pomme et la poire, par exemple, ont un IG de 38 ; l'orange, un IG de 42 ; le raisin, de 53) ; l'abricot (IG de 57), les cerises (IG de 63) ou encore l'ananas (IG de 59) sont un peu plus élevés ;
  - tous les aliments riches en fibres (le potiron, la courge et la patate douce ont un IG autour de 50), mais aussi le pain aux céréales, le pain complet, le pain au levain, les nouilles soba (sarrasin), le riz basmati (c'est la variété de riz ayant l'IG le plus bas), le riz sauvage, le quinoa et le sarrasin.
- **Déshabituez-vous progressivement du gluten** et optez à la place pour des céréales ou pseudo-céréales plus saines pour le système digestif : sarrasin, riz complet ou semi-complet, riz sauvage, quinoa, amarante, courges, patate douce…
- **Déshabituez-vous aussi des produits laitiers** et tournez-vous vers des produits à base de soja, des fromages vegan à base de noix de cajou ou de macadamia, de graisse de coco, d'amandes…

- C'est aussi le bon moment pour **diminuer fortement votre consommation de viande** et vous tourner vers des plats végétariens, par exemple à base de boulgour de sarrasin et lentilles corail, de riz semi-complet et lentilles, de pois chiches et quinoa (toujours accompagnés d'une belle portion de légumes et de bonnes huiles, comme l'huile de coco, l'huile d'olive...), sans oublier le tofu.

FORMULE N° 1 : JE SAUTE LE REPAS DU MATIN

Vous avez décidé d'opter pour le jeûne matinal ? Voici quelques conseils pratiques à retenir, ainsi qu'un plan de repas sur une semaine pour vous aider à passer à l'action.

Petit rappel des principes de base

- **Le matin du jeûne**, buvez abondamment : eau de source, thé, tisanes... N'ajoutez pas de sucre, ni d'édulcorant, ni de lait dans vos boissons.
- **La veille au soir**, dînez léger : plus la digestion sera rapide, plus les effets bénéfiques du jeûne seront prompts à se mettre en place. Arrêtez de manger vers 20 heures ou 21 heures. Le lendemain, programmez votre repas vers 12 heures ou 13 heures. Cela vous permettra de faire un jeûne de 16 heures.
- **Les autres jours**, conservez les 13 heures de jeûne de la phase préparatoire afin de potentialiser les bénéfices du jeûne intermittent.

Votre plan de repas pour la semaine

Nous vous proposons ci-dessous une semaine de programme avec 2 journées de jeûne intermittent. C'est un bon rythme pour commencer. Vous pourrez l'adapter par la suite en fonction de votre ressenti et de vos objectifs, en programmant davantage de journées où vous jeûnez le matin.

UNE TRANSITION EN DOUCEUR VERS L'ALIMENTATION LCHF

Les menus proposés sont *low carb high fat* (pauvres en glucides, riches en graisses), hormis certains petits-déjeuners « de transition » que vous pouvez intégrer dans ce programme les premières semaines (lorsque vous ne jeûnez pas, bien sûr) afin de vous adapter progressivement à l'alimentation *low carb*.

Vous pouvez aussi intégrer à votre dîner un féculent comme la courge, la châtaigne, le sarrasin, la patate douce, le manioc, le quinoa, la pomme de terre ou le riz semi-complet... Prévoyez une petite ration, puis efforcez-vous de vous y déshabituer progressivement.

Vous pouvez également fonctionner par phases : une semaine avec un peu de féculents, deux semaines sans féculents, et ainsi de suite. Cela vous permettra de ne pas avoir de frustrations, mais aussi de savoir si les glucides sont compatibles ou non avec votre confort intestinal ou avec vos problèmes inflammatoires et/ou s'ils ne viennent pas gommer vos efforts de perte de poids.

Pour vous aider dans cette transition, vous pouvez aussi décider de suivre 3 ou 4 semaines d'alimentation LCHF, puis refaire une semaine de transition, avant de reprendre la LCHF, et ainsi de suite de manière à mettre en place des cycles. Cela dépend de vos objectifs et de vos problématiques de santé. Lorsque l'on s'habitue

→

de plus en plus à l'alimentation LCHF, on a de moins en moins envie de faire des journées ou semaines avec plus de glucides. En clair, **c'est à vous de décider du temps qu'il vous faut** pour adopter une alimentation totalement LCHF, intégrant également le jeûne intermittent (ce qui, rappelons-le, est idéal pour optimiser votre santé).

Jour 1

Petit-déjeuner

- Petit-déjeuner au choix (voir p. 151)

Déjeuner

- Salade de concombre à l'aneth *(1/3 de concombre + 1 cuil. à soupe d'huile de cameline + aneth)*
- 1 cuisse de canard
- Poêlée de courgette aux épices *(1 courgette + 1 cuil. à soupe d'huile de coco + 1 cuil. à café d'épices ayurvédiques*)*
- Yaourt de graines de chia aux épices (voir recette p. 226)

Dîner

- Salade de mâche et avocat *(1 poignée de mâche + 1 avocat + 1/2 cuil. à soupe de graines de lin moulues + 1/2 cuil. à soupe de graines de courge + 1 cuil. à soupe d'huile de cameline)*
- 3 pancakes de courgettes (voir recette p. 215)
- 1 poignée d'amandes et de fèves de cacao

* Pour préparer le mélange d'épices indiennes ayurvédiques, associez les épices en poudre suivantes : coriandre, cumin, fenugrec, fenouil, curcuma, cannelle de Ceylan et cardamome.

Jour 2

Petit-déjeuner

✕ **Jeûne intermittent :** eau de source, thé, tisanes...

Déjeuner

- Salade de radis noir *(½ radis noir râpé + 1 cuil. à soupe d'huile de cameline)*
- Tofu lactofermenté au pesto *(acheté tout fait, ou 100 g de tofu lactofermenté, en magasins bio + 2 à 3 cuil. à soupe de pesto, voir recette du pesto p. 206)*
- Brocoli aux épices *(¼ à ½ brocoli cuit à la vapeur puis revenir dans 1 cuil. à soupe d'huile de coco + ½ cuil. à café d'épices ayurvédiques — voir note p. 166)*
- Mousse avocat-cacao (voir recette p. 231)

Dîner

- 1 avocat + 2 cuil. à soupe de tartare d'algues fraîches (voir recette p. 190)
- Fondue de poireaux aux épices *(2 petits blancs de poireaux à faire fondre dans 2 cuil. à soupe d'huile de palme rouge + 1 cuil. à café d'épices ayurvédiques — voir note p. 166)*
- 1 yaourt de soja *(additionné de ½ cuil. à café de cannelle + ½ cuil. à café de graines de lin moulues)*

Jour 3

Petit-déjeuner

- Petit-déjeuner au choix (voir p. 151)

Déjeuner

- Salade de graines germées *(2 belles poignées de graines germées d'alfalfa, poireaux et lentilles + huile de sacha inchi)*
- 1 maquereau à la moutarde (voir recette p. 212)

- 1 portion de purée de chou-fleur (voir recette p. 214)
- 1 yaourt de soja *(additionné de ½ cuil. à café de cannelle + ½ cuil. à café de graines de lin moulues)*

Dîner

- 1 poignée de radis
- 1 portion de tagliatelles de courgettes et boulettes végétales (voir recette p. 211)
- 2 carrés de chocolat cru à 100 % de cacao

Jour 4

Petit-déjeuner

- Petit-déjeuner au choix (voir p. 151)

Déjeuner

- Salade de choucroute *(100 g de chou lactofermenté cru, voir recette p. 197 + 1 cuil. à soupe d'huile de cameline)*
- 2 œufs Bleu-Blanc-Cœur pochés
- Brocoli aux épices *(¼ à ½ brocoli cuit à la vapeur puis revenu dans 1 cuil. à soupe d'huile de coco + ½ cuil. à café d'épices ayurvédiques – voir note p. 166)*
- 1 yaourt au lait de coco (voir recette p. 227)

Dîner

- Bâtonnets de crudités *(concombre, endive, radis, céleri…)*
- 1 portion de flan de légumes (voir recette p. 221)
- Quelques fèves de cacao cru

Jour 5

Petit-déjeuner

✗ **Jeûne intermittent :** eau de source, thé, tisanes…

Déjeuner

- Salade de céleri *(100 g de céleri-rave râpé + 1 cuil. à soupe d'huile de noix + 1 cuil. à soupe d'huile de cameline)*
- 100 g de tofu lactofermenté (en magasins bio)
- Fondue d'aubergine *(1 aubergine + 2 cuil. à soupe d'huile de palme rouge)*
- Yaourt de graines de chia aux épices (voir recette p. 226)

Dîner

- 1 bol de soupe de légumes verts *(courgette, chou, épinards… + 1 cuil. à soupe d'huile de coco + épices au choix)*
- 3 pancakes aux poireaux *(voir recette p. 215, en remplaçant les courgettes par 2 petits blancs de poireaux)*
- 2 carrés de cacao cru

Jour 6

Petit-déjeuner

- Petit-déjeuner au choix (voir p. 151)

Déjeuner

- Salade d'endive et avocat *(2 endives + 1 avocat + quelques noix + 1 cuil. à soupe de pignons de pin + 1 cuil. à soupe d'huile de cameline + 1 cuil. à soupe d'huile de noix)*
- 1 portion de faux-mage de noix de cajou (voir recette p. 204)
- 1 yaourt de soja *(additionné de ½ cuil. à café de cannelle + ½ cuil. à café de graines de lin moulues)*

Dîner

- 1 part de pizza céto-adaptée (voir recette p. 217)
- Salade de roquette *(1 belle poignée de roquette + 1 cuil. à soupe d'huile de cameline)*
- 1 yaourt au lait de coco (voir recette p. 227)

Jour 7

Petit-déjeuner

- Petit-déjeuner au choix (voir p. 151)

Déjeuner

- Salade de légumes lactofermentés *(200 g de légumes lactofermentés au choix, voir recettes p. 197 à 201 + 1 cuil. à soupe d'huile de cameline + quelques cerneaux de noix)*
- 3 sardines à l'huile
- Chou romanesco aux épices *(1⁄4 de chou romanesco cuit à la vapeur puis revenu dans 1 cuil. à soupe d'huile de coco + 1 cuil. à café d'épices ayurvédiques – voir note p. 166)*
- Crème chocolat-noisettes (voir recette p. 228)

Dîner

- 1 bol de gaspacho (voir recette p. 193)
- 1 mousse de tofu soyeux aux noisettes et cacao (voir recette p. 224)

FORMULE N° 2 : JE SAUTE LE REPAS DU MIDI

Vous avez décidé de zapper le déjeuner ? Voici quelques conseils pratiques pour vous aider à passer à l'action, et une semaine de repas pour vous accompagner.

Petit rappel des principes de base

- **Le matin :** faites un petit-déjeuner équilibré, riche en bons acides gras (oméga 3 provenant des graines de chia, par exemple, huile de coco...) avec un peu de protéines, qui vous calera durablement sans pic d'insuline – allez piocher dans nos idées de petits-déjeuners *low carb high fat* p. 152. Notez que, dans cette formule de jeûne, il sera particulièrement pertinent de vous tourner vers un petit-déjeuner *low carb high fat,* et non vers un petit-déjeuner « de transition ».

- **Le midi :** même si vous ne déjeunez pas, n'oubliez pas de boire abondamment. Profitez de cette pause pour tester un cours de yoga, un cours de méditation pleine conscience ou encore un cours orienté sur les différentes techniques de respiration pour mieux gérer le stress (pranayama). En clair, ressourcez-vous, marchez, détendez-vous...
- **Le soir :** dînez idéalement vers 20 heures si vous avez pris votre petit-déjeuner vers 7 heures, ce qui vous permettra de faire une phase de jeûne de 13 heures.

Votre plan de repas pour la semaine

Comme dans le programme précédent, les menus proposés sont *low carb high fat.* Les premières semaines, vous pouvez ajouter, le soir, une petite portion d'un aliment à IG bas ou moyen (voir p. 163).

DES GLUCIDES ? PLUTÔT LE SOIR !

Si vous souhaitez consommer des glucides, choisissez **ceux à indice glycémique bas** (pain au levain sans gluten, patate douce, courge, sarrasin, quinoa, riz basmati semi-complet...) afin de mieux contrôler votre taux de sucre dans le sang et ne pas avoir de pics d'insuline, et **consommez-les de préférence le soir (après 17 heures)**. Rappelons que la consommation de glucides provoque une élévation de l'insuline (plus ou moins rapidement et brutalement suivant le type de glucides que l'on choisit). L'insuline est

→

l'hormone qui permet de faire entrer le sucre de ces aliments dans les cellules, de stocker l'excédent de sucre en graisse et de faire passer dans les muscles les acides aminés (notamment les BCAA). Comme expliqué p. 133, le tryptophane est un acide aminé rare dans l'alimentation qui entre en compétition avec les autres acides aminés, dont les BCAA. Le fait que l'insuline fasse entrer massivement ces compétiteurs dans les muscles permet de laisser la place au tryptophane, qui peut ainsi passer la barrière hémato-encéphalique. Grâce à cet apport de tryptophane, les neurones sont alors capables de fabriquer plus de sérotonine, qui est le neurotransmetteur du bien-être, de l'apaisement et du sommeil. C'est pour cette raison que les glucides sont sérotoninergiques et ont un effet psychotrope, bien connu des industriels (qui nous rendent dépendants des sucres rapides…).

Heureusement, les glucides ne sont pas les seuls à être bénéfiques pour le sommeil ! Les oléagineux sont également intéressants après 17 heures en raison de leur teneur importante en arginine (un acide aminé qui, entre autres, aide à réduire la résistance à l'insuline) et de leur richesse en minéraux et vitamines du groupe B (dont le magnésium). Ils ont de plus un IG très bas (autour de 20-25) et éviteront donc tout pic d'insuline. Les amandes et les noix sont aussi de très bonnes sources de tryptophane et contiennent peu d'acides aminés bloquant la biodisponibilité du tryptophane : ils sont donc parfaits pour se préparer au sommeil et favoriser la sérénité. Vous pouvez aussi opter pour le cacao noir (à choisir à 100 % de cacao, si possible) : en raison de sa richesse en magnésium et polyphénols, il permet d'optimiser la disponibilité du tryptophane pour la synthèse de la sérotonine. **Une poignée d'oléagineux avec quelques fèves de cacao en fin de journée est donc une solution saine pour stimuler les niveaux de sérotonine dans le cerveau.** Dans l'alimentation *low carb high fat*, on privilégiera bien sûr cette solution à la consommation de glucides.

Jour 1

Petit-déjeuner

- Petit-déjeuner LCHF (voir p. 152)

Déjeuner

- 1 poignée de radis
- 1 filet de poulet
- Fondue de poireaux aux épices *(2 petits blancs de poireaux + 1 cuil. à soupe d'huile de palme rouge + 1 cuil. à café d'épices ayurvédiques — voir note p. 166)*
- Mousse au chocolat à la crème fouettée de coco (voir recette p. 233)

Dîner

- Bâtonnets de crudités *(concombre, endive, radis, céleri...)*
- Purée de chou-fleur (voir recette p. 214)
- Quelques fèves de cacao

Jour 2

Petit-déjeuner

- Petit-déjeuner LCHF (voir p. 152)

Déjeuner

✕ **Jeûne intermittent :** eau de source, thé, tisanes...

Dîner

- Salade d'endives au faux-mage de noix *(2 endives + 1 portion de faux-mage de noix, voir recette p. 205 + 1 cuil. à soupe d'huile de cameline)*
- 3 pancakes de courgettes (voir recette p. 215)
- 2 carrés de cacao cru à 100 %

Jour 3

Petit-déjeuner

- Petit-déjeuner LCHF (voir p. 152)

Déjeuner

- Salade de radis noir *(¼ de radis noir râpé + 1 cuil. à soupe d'huile de cameline)*
- 2 œufs Bleu-Blanc-Cœur pochés
- Poêlée de courgette aux herbes *(1 courgette + 1 cuil. à soupe d'huile de coco + herbes fraîches au choix à parsemer après cuisson : persil, ciboulette, coriandre...)*
- Pudding de chia à l'avocat et au cacao (voir recette p. 225)

Dîner

- 1 bol de velouté de courgettes (voir recette p. 199)
- 1 portion de faux-mage de noix de macadamia (voir recette p. 203)
- Quelques fèves de cacao

Jour 4

Petit-déjeuner

- Petit-déjeuner LCHF (voir p. 152)

Déjeuner

- 1 avocat
- Salade au tofu lactofermenté *(100 g de tofu lactofermenté, en magasins bio + ½ concombre + 3 cuil. à soupe de chou râpé + quelques olives noires + 1 cuil. à soupe d'huile de cameline + 1 cuil. à soupe d'huile de noix)*
- 1 yaourt au lait de coco (voir recette p. 227)

Dîner

- Salade de légumes lactofermentés *(200 g de légumes lactofermentés au choix, voir recettes p. 197 à 201 + 1 cuil. à soupe d'huile de noisette + 1 cuil. à soupe d'huile de sacha inchi)*
- 1 portion de faux-mage de noix de cajou (voir recette p. 204)
- Yaourt de graines de chia aux épices (voir recette p. 226)

Jour 5

Petit-déjeuner

- Petit-déjeuner LCHF (voir p. 152)

Déjeuner

- **Jeûne intermittent :** eau de source, thé, tisanes...

Dîner

- Soupe de poireaux, radis et miso (voir recette p. 195)
- Salade de roquette *(1 grosse poignée de roquette + 1 portion de pesto d'avocat à l'açaï, voir recette p. 206)*
- 2 noix du Brésil et quelques noisettes

Jour 6

Petit-déjeuner

- Petit-déjeuner LCHF (voir p. 152)

Déjeuner

- Salade de céleri-rave *(100 g de céleri-rave râpé + 1 cuil. à soupe d'huile de cameline)*
- 2 tranches de jambon cru

- Poêlée de brocoli et chou-fleur *(quelques bouquets de brocoli et de chou-fleur cuits à la vapeur, additionnés de 1 cuil. à soupe d'huile de coco)*
- Quelques fèves de cacao cru

Dîner

- 1 artichaut vinaigrette *(1 artichaut cuit + 2 cuil. à soupe d'huile de cameline)*
- 1 portion de tagliatelles de courgettes et boulettes végétales (voir recette p. 211)
- 1 petite poignée d'amandes

Jour 7

Petit-déjeuner

- Petit-déjeuner LCHF (voir p. 152)

Déjeuner

- 1 portion de taboulé de chou-fleur (voir recette p. 202)
- 1 maquereau à la moutarde (voir recette p. 212)
- Fondue d'épinards *(4 grosses poignées d'épinards frais + 1 cuil. à soupe d'huile de coco)*
- Pudding de chia à l'avocat et au cacao (voir recette p. 225)

Dîner

- Petite salade de lentilles germées *(2 poignées de lentilles germées + 1 cuil. à soupe de pignons de pin + quelques olives + 1 cuil. à soupe d'huile de cameline)*
- Poêlée de légumes *(légumes au choix : courgette, chou, fenouil... + 1 cuil. à soupe d'huile de palme rouge + 1 cuil. à soupe d'huile d'olive + 1 cuil. à café d'épices ayurvédiques — voir note p. 166)*
- Quelques fèves de cacao

FORMULE N° 3 : JE SAUTE LE REPAS DU SOIR

Vous aimez votre petit-déjeuner et/ou vous pratiquez une activité physique ou manuelle intense le matin ? La solution la plus adaptée dans votre cas est de conserver le petit-déjeuner et le déjeuner, et de zapper le dîner.

Petit rappel des principes de base

- **Le matin :** optez pour un petit-déjeuner *low carb high fat*, riche en bonnes graisses, avec un peu de protéines.
- **Le midi :** décalez votre déjeuner entre 14 heures et 16 heures. Cette formule est idéale si vous démarrez très tôt votre travail et que vous pouvez être de retour chez vous dans ce créneau. Sinon, si vous êtes au travail en début d'après-midi, préparez vous-même votre lunchbox, que vous pourrez manger sur place (n'oubliez pas que ce repas est très important dans votre journée : il ne faut pas le négliger en vous tournant vers des produits de mauvaise qualité).
- **Le soir :** les soirs de jeûne, vous serez entièrement disponible pour vous détendre et vous adonner à vos loisirs préférés. En adoptant cette option, vous aurez d'ailleurs tendance à vous coucher plus tôt et à vous lever plus tôt pour bien profiter de la journée.

Votre plan de repas pour la semaine

Comme dans les autres programmes, les menus proposés sont *low carb high fat*. Les premières semaines, vous pouvez ajouter à ces menus une petite portion d'un glucide à index insulinique bas ou moyen (voir p. 163).

Jour 1

Petit-déjeuner

- Petit-déjeuner LCHF (voir p. 152)

Déjeuner

- Salade d'endives *(2 endives + quelques cerneaux de noix + 1 cuil. à soupe d'huile d'olive + 1 cuil. à soupe d'huile de sacha inchi)*
- 1 avocat
- 2 tranches de jambon cru *(jambon de Parme, par exemple)*
- Yaourt de graines de chia aux épices (voir recette p. 226)

Dîner

- Poêlée de courgettes aux épices *(2 courgettes + 1 cuil. à soupe d'huile de coco + 1 cuil. à café d'épices ayurvédiques – voir note p. 166)*
- Flan à l'amande (voir recette p. 232)

Jour 2

Petit-déjeuner

- Petit-déjeuner LCHF (voir p. 152)

Déjeuner (à décaler entre 14 heures et 16 heures)

- Curry de légumes verts au lait de coco et tofu (voir recette p. 219)
- 1 portion de crème chocolat-noisettes (voir recette p. 228)

Dîner

- **Jeûne intermittent :** eau de source, thé, tisanes...

Jour 3

Petit-déjeuner

- Petit-déjeuner LCHF (voir p. 152)

Déjeuner

- Fondue d'aubergine aux épices *(1 aubergine + 1 gousse d'ail + 1 cuil. à soupe d'huile de coco + épices au choix)*
- 1 cuisse de canard
- 1 yaourt au lait de coco (voir recette p. 227)

Dîner

- 1 bol de soupe de chou-fleur (voir recette p. 194)
- Salade de graines germées *(2 poignées de lentilles, poireaux et alfalfa germés + 1 cuil. à soupe d'huile de cameline + 1 cuil. à soupe de graines de courge)*
- Quelques fèves de cacao

Jour 4

Petit-déjeuner

- Petit-déjeuner LCHF (voir p. 152)

Déjeuner

- Tofu brouillé aux asperges vertes (voir recette p. 222)
- Salade de mâche aux noix *(1 grosse poignée de mâche + quelques cerneaux de noix + 1 cuil. à soupe d'huile de sacha inchi)*
- 2 carrés de chocolat à 100 % de cacao

Dîner

- 1 bol de soupe de poireaux, radis et miso (voir recette p. 195)

- 1 portion de faux-mage de noix de macadamia (voir recette p. 203)
- Quelques crackers (voir recette p. 207)

Jour 5

Petit-déjeuner

- Petit-déjeuner LCHF (voir p. 152)

Déjeuner (à décaler entre 14 heures et 16 heures)

- Poêlée de chou-fleur et brocoli *(quelques bouquets de chou-fleur et de brocoli cuits à la vapeur puis revenus avec 1 cuil. à soupe d'huile de coco + 1 cuil. à soupe d'huile d'olive + 1 cuil. à café d'épices indiennes)*
- 100 g d'émincé de dinde
- 1 portion de flan à l'amande (voir recette p. 232)

Dîner

- **Jeûne intermittent :** eau de source, thé, tisanes...

Jour 6

Petit-déjeuner

- Petit-déjeuner LCHF (voir p. 152)

Déjeuner

- Salade de choucroute *(100 g de chou lactofermenté, voir recette p. 197 + 1 cuil. à soupe d'huile de cameline)*
- Omelette baveuse *(2 œufs Bleu-Blanc-Cœur + 1 cuil. à soupe d'huile de coco)*
- 1 portion de purée de chou-fleur (voir recette p. 214)
- 2 carrés de chocolat à 100 % de cacao

Dîner

- Fenouil aux épices *(1 fenouil cuit à la vapeur puis revenu avec 1 cuil. à soupe d'huile de coco et 1 cuil. à café d'épices ayurvédiques — voir note p. 166)*
- Mousse de tofu soyeux aux noisettes et cacao (voir recette p. 224)

Jour 7

Petit-déjeuner

- Petit-déjeuner LCHF (voir p. 152)

Déjeuner

- 1 avocat *(+ 2 cuil. à soupe de tartare d'algues fraîches, voir recette p. 190)*
- 1 portion d'anchois marinés au citron (voir recette p. 189)
- 1 portion de fondue de poireaux aux épices indiennes (voir recette p. 213)
- Quelques fèves de cacao

Dîner

- Salade de légumes lactofermentés *(200 g de légumes lactofermentés au choix, voir recettes p. 197 à 201 + 1 cuil. à soupe d'huile de cameline)*
- 1 bol de soupe au tofu et au miso (voir recette p. 196)
- Quelques noix de macadamia

FORMULE N° 4 : JE JEÛNE 24 HEURES D'AFFILÉE

Le principe de cette formule consiste à manger une seule fois par jour, par exemple le soir en rentrant du travail (ce qui est le plus simple et le plus convivial), et à jeûner le reste de la journée afin de mettre au repos son tube digestif le plus longtemps possible. Cette méthode, appliquée 2 jours par semaine, est particulièrement efficace pour les problématiques de diabète de type 2 (voir aussi p. 75). Mais toutes les personnes souffrant d'intestin irritable tireront également de grands bénéfices de cette pratique.

Une méthode saine et naturelle

Lorsque les animaux sont malades, c'est d'ailleurs comme cela qu'ils se nourrissent. Jeûner durant 24 heures n'entraîne pas de carences si votre alimentation est équilibrée par ailleurs et si vous buvez abondamment (eau de source, thé, tisanes) pendant la période de jeûne.

Petit rappel des principes de base

- Il est conseillé de **commencer par la phase de préparation** (voir p. 108), puis d'**allonger progressivement la durée du jeûne intermittent** : 13 heures, puis 16 heures, puis 18 heures, avant de passer à 24 heures.
- **Les autres jours, conservez le principe du jeûne intermittent de 13 heures**, en repoussant l'heure de votre petit-déjeuner et/ou en avançant celle du dîner, afin d'avoir toujours un intervalle de 13 heures au moins entre ces deux repas.

- Dans le plan de repas proposé ci-après, 2 jeûnes intermittents de 24 heures sont prévus dans la semaine, avec un repas le soir. Vous pouvez facilement les adapter et programmer votre repas plutôt le midi. Concernant le matin, privilégiez les petits-déjeuners *low carb high fat* (voir p. 152).

Votre plan de repas pour la semaine

Comme dans les autres formules, les menus s'appuient sur une alimentation *low carb high fat.* Dans les premières semaines, vous pouvez garder une petite portion de féculents à indice glycémique bas ou moyen (voir p. 163) puis, petit à petit, passer à une alimentation totalement LCHF, ou alterner les semaines sous forme de cycles.

Jour 1

Petit-déjeuner

- Petit-déjeuner LCHF (voir p. 152)

Déjeuner

- Omelette baveuse aux herbes *(2 œufs Bleu-Blanc-Cœur + 1 cuil. à soupe d'huile de coco + herbes fraîches au choix)*
- Salade de mâche *(1 grosse poignée de mâche + 1 cuil. à soupe de pignons de pin + quelques olives + 1 cuil. à soupe d'huile de cameline)*
- Crackers (voir recette p. 207)
- 1 portion de crème chocolat-noisettes (voir recette p. 228)

Dîner

- Poêlée de chou-fleur et brocoli à la graisse de coco et aux épices *(quelques bouquets de chou-fleur et de brocoli + 1 cuil.*

à soupe d'huile de coco + 1 cuil. à café d'épices ayurvédiques — voir note p. 166)

- 1 portion de flan à l'amande (voir recette p. 232)

Jour 2

Petit-déjeuner

- **Jeûne intermittent :** eau de source, thé, tisanes...

Déjeuner

- **Jeûne intermittent :** eau de source, thé, tisanes...

Dîner

- 1 avocat *(+ 2 cuil. à soupe de tartare d'algues fraîches, voir recette p. 190)*
- Poêlée de chou-fleur et chou romanesco *(quelques bouquets de chou-fleur et de chou romanesco cuits à la vapeur, puis revenus avec 1 cuil. à soupe d'huile de coco et 1 cuil. à café d'épices ayurvédiques — voir note p. 166)*
- 1 cuisse de poulet
- Yaourt de graines de chia aux épices (voir recette p. 226)

Jour 3

Petit-déjeuner

- Petit-déjeuner LCHF (voir p. 152)

Déjeuner

- Salade d'endives au jambon cru *(2 endives + 1 tranche de jambon cru + quelques cerneaux de noix + 1 cuil. à soupe d'huile de cameline)*
- 1 portion de purée de chou-fleur (voir recette p. 214)

- 2 œufs Bleu-Blanc-Cœur pochés
- Quelques fèves de cacao

Dîner

- 1 avocat *(+ tapenade d'olives noires, voir recette p. 192)*
- Poêlée d'aubergine à l'ail *(1 à 2 aubergines + 2 cuil. à soupe d'huile d'olive + 1 gousse d'ail)*
- 1 yaourt au lait de coco (voir recette p. 227)

Jour 4

Petit-déjeuner

- Petit-déjeuner LCHF (voir p. 152)

Déjeuner

- Brocoli au lait de coco, sésame et épices (voir recette p. 214)
- 1 cuisse de canard
- 1 portion de pudding de chia à l'avocat et au cacao (voir recette p. 225)

Dîner

- 1 bol de velouté de courgettes (voir recette p. 199)
- Crackers (voir recette p. 207)
- Salade de graines germées *(100 g de graines germées de lentilles, poireaux, alfafa + 1 cuil. à soupe d'huile de cameline)*
- Quelques fèves de cacao

Jour 5

Petit-déjeuner

- **Jeûne intermittent :** eau de source, thé, tisanes…

Déjeuner

✕ **Jeûne intermittent :** eau de source, thé, tisanes...

Dîner

- Salade de choucroute *(100 g de chou lactofermenté, voir recette p. 197 + quelques olives noires + 1 cuil. à soupe d'huile de cameline)*
- Crackers (voir recette p. 207)
- Fondue de poireaux *(2 blancs de poireaux + 1 cuil. à soupe d'huile de coco)*
- 100 g de tofu lactofermenté (en magasins bio)
- 2 carrés de chocolat à 100 % de cacao

Jour 6

Petit-déjeuner

- Petit-déjeuner LCHF (voir p. 152)

Déjeuner

- 3 pancakes de courgettes (voir recette p. 215)
- Salade de jeunes pousses *(1 grosse poignée de mesclun + quelques olives + 1 cuil. à soupe d'huile de sacha inchi)*
- Yaourt de graines de chia aux épices (voir recette p. 226)

Dîner

- Chips de kale (voir recette p. 209)
- Guacamole (voir recette p. 191), à servir sur des feuilles d'endives
- 1 bol de soupe de poireaux, radis noir, chou et miso (voir recette p. 195)
- 1 yaourt au lait de coco (voir recette p. 227)

Jour 7

Petit-déjeuner

- Petit-déjeuner LCHF (voir p. 152)

Déjeuner

- 1 part de pizza céto-adaptée (voir recette p. 217)
- Salade de jeunes pousses *(1 grosse poignée de pousses d'épinards ou de roquette + 1 cuil. à soupe d'huile de cameline)*
- Flan à l'amande (voir recette p. 232)

Dîner

- Spaghettis de courgettes au pesto (voir recette p. 216)
- Faux-mage de noix de macadamia (voir recette p. 203)
- Crackers (voir recette p. 207)
- 2 carrés de cacao cru

Chapitre 2

Les recettes pour accompagner votre jeûne intermittent

ENTRÉES

ANCHOIS MARINÉS AU CITRON

Pour 2 personnes
Préparation : 5 min
Attente : 6 h

Ingrédients : 400 g d'anchois frais (environ 200 g de filets) ; eau de source ; 2 citrons ; 2 cuil. à soupe d'huile d'olive ; 1 cuil. à café de thym moulu ; 1 cuil. à café de baies roses ; 1 pincée de sel de Guérande.

① Pressez les citrons.
② Lavez les anchois sous un filet d'eau de source. Disposez-les dans un plat creux et recouvrez-les de jus de citron.
③ Ajoutez le sel, le thym, les baies roses moulues et l'huile d'olive, filmez puis laissez mariner au frais pendant au moins 6 heures.

TARTARE D'ALGUES FRAÎCHES

Pour 4 personnes
Préparation : 20 min
Attente : quelques heures ou une nuit

Ingrédients : 250 g de laitue de mer fraîche bio (au rayon frais des épiceries bio) ; 1 grand bol d'eau de source ; 1 gousse d'ail ; 2 petites échalotes ; 15 olives noires dénoyautées ; 6 câpres ; 2 cuil. à soupe d'huile de cameline ou de sacha inchi ; 2 cuil. à soupe d'huile d'olive ; 1 cuil. à soupe de vinaigre d'umeboshi*.

① Faites tremper la laitue de mer dans un grand bol d'eau de source pendant 2 minutes. Égouttez-la en la pressant entre vos mains afin d'ôter le maximum d'eau et de sel, puis renouvelez une fois l'opération de rinçage et d'égouttage.
② Étalez les algues de laitue de mer sur une planche et détaillez-les en fines lamelles. Pelez et hachez l'ail et les échalotes. Égouttez les olives et les câpres, et hachez-les finement.
③ Dans un saladier, mélangez les algues, l'ail, l'échalote, les olives et les câpres. Ajoutez les huiles et le vinaigre. Laissez macérer quelques heures ou toute une nuit au réfrigérateur.

LES CONSEILS EN +

› Vous pouvez remplacer les olives noires par de la tapenade d'olives.
› Dégustez votre tartare sur des lamelles d'avocat.

* Il s'agit d'un vinaigre de prune lactofermentée, d'origine japonaise. Vous en trouverez dans les épiceries bio.

GUACAMOLE

Pour 4 personnes
Préparation : 15 min

Ingrédients : 1,5 avocat bien mûr (300 g de chair) ; 4 cuil. à soupe d'huile d'olive ; 1 petit oignon ; 1 petit piment doux ou fort (au choix) ; 1 citron vert ; sel marin non raffiné, poivre du moulin.

① Ouvrez les avocats en deux, retirez leur noyau et récupérez leur chair. Pelez et hachez grossièrement l'oignon. Rincez le piment, ôtez son pédoncule et hachez-le finement. Pressez le citron.
② Écrasez la chair d'avocat avec l'huile d'olive, l'oignon et le piment hachés ainsi que le jus de citron vert. Salez et poivrez. Servez bien frais.

LE CONSEIL EN +

Vous pouvez servir ce guacamole à l'apéritif, sur des feuilles d'endives par exemple. Vous pouvez aussi le proposer façon sauce pour accompagner un poisson ou une viande blanche, une poêlée de légumes...

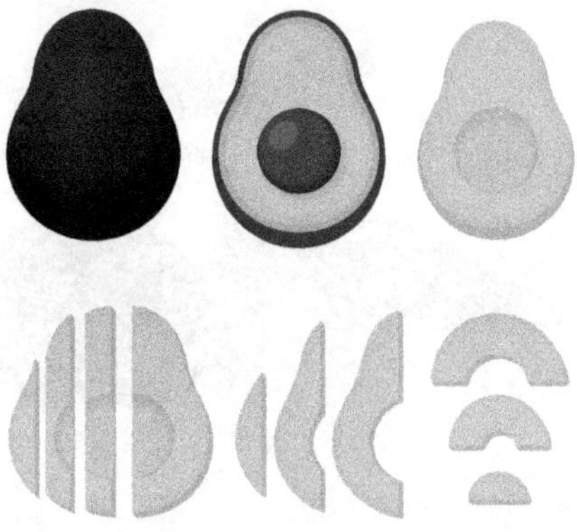

TAPENADE D'OLIVES NOIRES

Pour 4 personnes
Préparation : 5 min

Ingrédients : 150 g d'olives noires dénoyautées ; 2 cuil. à soupe d'huile d'olive ; 1 gousse d'ail ; ½ citron ; 40 g de filets d'anchois à l'huile d'olive ; 50 g de câpres.

① Pelez la gousse d'ail et hachez-la grossièrement. Pressez le citron. Égouttez les olives, les câpres et les filets d'anchois.
② Versez tous les ingrédients (sauf l'huile d'olive) dans le bol du blender. Commencez à mixer en ajoutant petit à petit l'huile d'olive, jusqu'à obtenir une consistance homogène. Servez bien frais.

LE CONSEIL EN +

À déguster sur des lamelles d'avocat ou à utiliser comme sauce pour assaisonner une salade d'endives.

GASPACHO

Pour 4 personnes
Préparation : 10 min

Ingrédients : 1 concombre ; 8 tomates mûres ; 2 gousses d'ail ; 2 oignons blancs ; 1 citron ; 1 pincée de sel d'Himalaya ; 3 cuil. à soupe d'huile d'olive ; quelques feuilles de basilic frais.

① Pelez le concombre, épépinez-le et coupez-le grossièrement. Rincez les tomates, ôtez leur pédoncule et coupez-les en gros morceaux. Pelez l'ail et les oignons, et hachez-les. Pressez le citron. Lavez et ciselez le basilic.
② Mixez tous les ingrédients, sauf l'huile d'olive et le basilic.
③ Versez ensuite l'huile d'olive et remuez à la cuillère, puis servez immédiatement, parsemé de basilic ciselé.

LES CONSEILS EN +

› Cette soupe crue peut se conserver environ 12 heures au réfrigérateur. Mais, idéalement, pour bénéficier de toutes ses enzymes, mieux vaut la consommer tout de suite. Ce conseil est d'ailleurs valable pour toutes les soupes crues.
› Le sel d'Himalaya est un sel brut non raffiné, riche en oligoéléments (potassium, magnésium, calcium, silicium, manganèse...).
› Vous pouvez ajouter 1 poivron rouge et 1 cuil. à café de vinaigre de cidre.

SOUPE DE CHOU-FLEUR

Pour 4 personnes
Préparation : 15 min
Cuisson : 20 min

Ingrédients : 1 chou-fleur ; 2 poireaux ; 2 gousses d'ail ; 1 petit oignon ; 4 cuil. à soupe de tahin (purée de sésame, en épiceries bio) ; 4 cuil. à soupe d'huile de coco ; de l'eau de source ; 1 pincée de sel d'Himalaya.

① Détaillez le chou-fleur en petits bouquets et rincez-les. Lavez les poireaux, coupez les racines et les feuilles vertes, puis émincez les blancs. Pelez et hachez l'oignon et l'ail.
② Dans une casserole, faites fondre l'huile de coco à feu doux pendant 2 minutes. Ajoutez les poireaux, le chou-fleur, l'oignon et l'ail, puis laissez cuire à feu doux, en mélangeant, pendant 3 à 5 minutes.
③ Couvrez d'eau de source à hauteur, posez le couvercle et laissez cuire durant 10 à 15 minutes à feu doux.
④ Mixez la soupe avec plus ou moins de bouillon en fonction de la consistance souhaitée. Salez, ajoutez le tahin et mixez à nouveau. Servez sans attendre.

SOUPE DE POIREAUX, RADIS ET MISO

Pour 4 personnes
Préparation : 5 min
Cuisson : 20 min

Ingrédients : 3 poireaux ; 1 radis noir ; 1 clou de girofle ; 2 baies roses ; 1 baie de genévrier ; environ 1 litre d'eau de source.

① Lavez les poireaux, coupez les racines et les feuilles vertes, puis émincez les blancs. Lavez le radis, coupez racine et tiges, et détaillez-le en dés.

② Versez tous les ingrédients dans une casserole, couvrez et laissez cuire à feu moyen pendant 20 minutes. Mixez et servez sans attendre.

LES CONSEILS EN +

› Vous pouvez saler votre soupe avec ¼ à ½ cuil. à café de miso de riz non pasteurisé (en magasins bio) par assiette (vous l'ajouterez au moment de servir).

› Pour épaissir la soupe, vous pouvez ajouter dans votre assiette 1 cuil. à café, voire 1 cuil. à soupe, de psyllium blond (en magasins bio) ou 1 à 2 cuil. à café de graines de chia moulues. Attendez 10 minutes avant de déguster. Si vous optez pour les graines de chia, la soupe doit être tiède mais pas brûlante, afin de conserver les oméga 3.

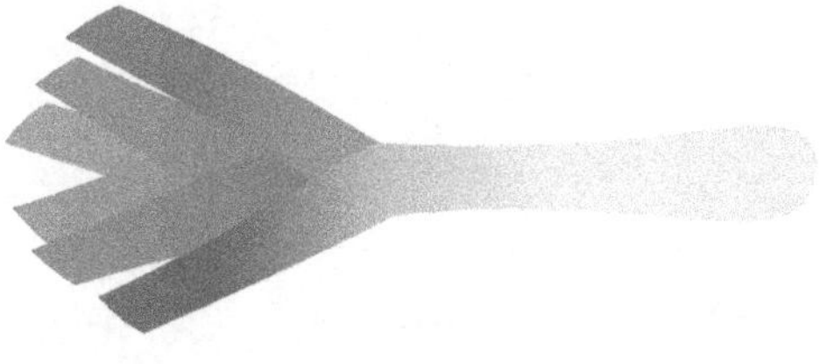

SOUPE AU TOFU ET AU MISO

Pour 2 personnes
Préparation : 10 min
Cuisson : 20 min
Attente : 5 min

Ingrédients : 3 petits poireaux ; ¼ de chou vert ; 1 cuil. à soupe de miso de riz non pasteurisé (en magasins bio) ; 100 g de tofu nature ; 500 ml d'eau de source.

① Lavez les poireaux, coupez les racines et les feuilles vertes, puis émincez finement les blancs. Lavez et émincez finement le chou vert.
② Faites cuire les poireaux et le chou durant 20 minutes à feu doux et à couvert dans 500 ml d'eau de source bouillante. Pendant ce temps, égouttez le tofu et coupez-le en cubes.
③ Laissez tiédir le bouillon hors du feu pendant 5 minutes (il ne doit pas être bouillant), puis ajoutez le miso en mélangeant à l'aide d'une fourchette. Ajoutez enfin les dés de tofu et servez sans attendre.

LE CONSEIL EN +

Ne salez pas la soupe, car le miso est déjà salé !

CHOU LACTOFERMENTÉ

Pour un bocal de 1 litre
Préparation : 15 min
Attente : 15 min + 7 jours

Ingrédients : 1 chou vert biologique ; 2 cuil. à soupe de baies de genièvre ; 2 cuil. à soupe de graines de carvi ; environ 10 g de sel non raffiné par kilo de chou.

Matériel spécifique : 1 bocal en verre de 1 litre avec fermeture mécanique et joint de caoutchouc.

① Coupez le chou en quatre et retirez le trognon central. Détaillez les feuilles et rincez-les. Émincez le chou très finement. Pesez les lanières de chou et préparez 10 g de sel non raffiné par kilo.

② Mélangez le chou, les aromates et le sel dans un grand saladier, puis laissez reposer durant 15 minutes.

③ Mélangez à nouveau en pressant pour faire sortir le jus. Remplissez le bocal avec le chou et son jus, en tassant bien chaque couche. Le jus doit remonter jusqu'à 2 cm en dessous de l'ouverture, jamais plus haut. Appuyez, puis fermez hermétiquement le bocal.

④ Laissez le bocal 7 jours à température ambiante, puis entreposez-le dans le noir, dans un endroit frais (entre 15 et 20 °C maximum). Le chou est alors prêt à être consommé.

LES CONSEILS EN +

- Une fois qu'il est entamé, gardez le bocal au réfrigérateur : il se conservera encore plusieurs semaines.
- Le sel marin non raffiné est indispensable à la fermentation pour créer un milieu favorable aux bonnes bactéries et défavorable aux mauvaises. Le sel fait sortir l'eau des légumes, qui se retrouvent submergés, à l'abri de l'air : ainsi peut commencer la fermentation. Ce processus est rapidement visible : après 24 à 48 heures, le liquide devient mousseux, des bulles se forment et cela va provoquer des débordements. Voilà pourquoi il ne faut jamais remplir le bocal jusqu'à ras bord !
- Le chou lactofermenté se déguste en salade, avec de la bonne huile de cameline, et surtout pas cuit si vous voulez bénéficier des bonnes bactéries !

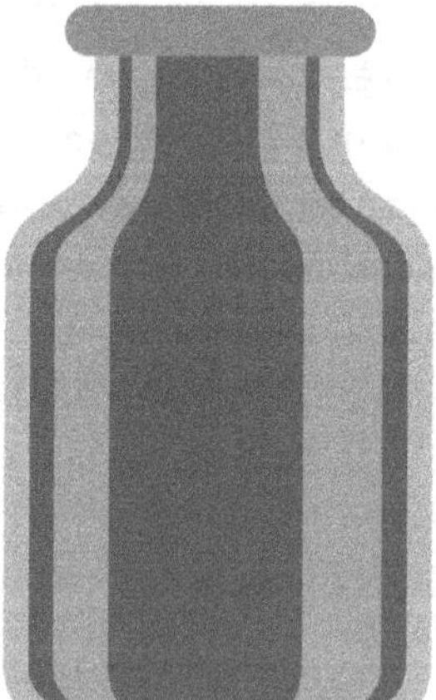

VELOUTÉ DE COURGETTES

Pour 2 personnes
Préparation : 10 min
Cuisson : 50 min

Ingrédients : 3 à 4 courgettes ; 2 cuil. à soupe de graines de chia moulues ; 4 cuil. à soupe d'huile d'olive ; 1 gousse d'ail ; 2 feuilles de laurier ; 1 clou de girofle ; 1 branche de thym + 1 cuil. à café de thym en poudre ; 300 ml d'eau de source ; 1 pincée de sel d'Himalaya.

① Versez l'eau, le laurier, le clou de girofle et la branche de thym dans une casserole. Faites cuire à couvert pendant 20 minutes à feu doux, puis filtrez. Réservez le bouillon.
② Pelez et hachez l'ail. Lavez les courgettes, coupez leur pédoncule et détaillez-les en fines rondelles.
③ Dans une casserole, faites revenir l'huile d'olive et l'ail à feu doux pendant 2 minutes. Ajoutez les courgettes et poursuivez la cuisson, toujours à feu doux, durant 15 minutes.
④ Mixez les courgettes et l'ail avec le bouillon et le thym en poudre, puis salez.
⑤ Vous pouvez ajouter dans votre soupe tiède les graines de chia moulues et attendre quelques minutes avant de déguster.

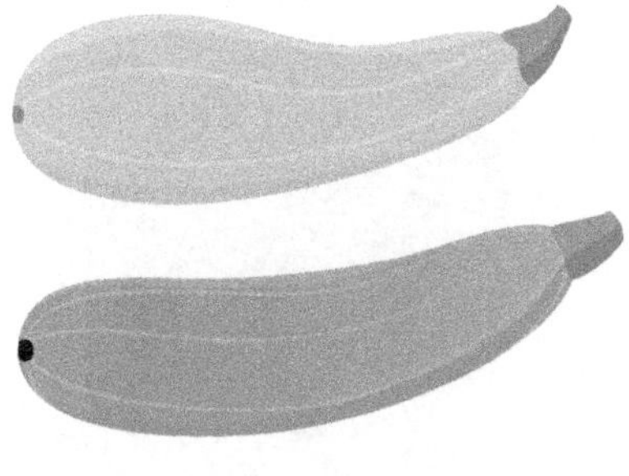

CONCOMBRE LACTOFERMENTÉ

Pour un petit bocal
Préparation : 10 min
Attente : 24 h + 12 h

Ingrédients : 1 concombre ; 1 cuil. à café de fleur de sel de Guérande.

Matériel spécifique : 1 petit bocal en verre avec fermeture mécanique et joint de caoutchouc.

① Rincez le concombre et coupez-le en fines rondelles, que vous mettez dans un saladier.
② Ajoutez le sel et mélangez. Laissez le saladier entrouvert pendant 24 heures à température ambiante. Dégustez avec une huile de cameline par exemple, ou réservez-le durant 12 heures au réfrigérateur avant de déguster.

LES CONSEILS EN +

Une fois fermenté, le concombre se conserve environ 2 jours au réfrigérateur, dans un contenant fermé. Dans cette recette, il s'agit d'un début de lactofermentation.

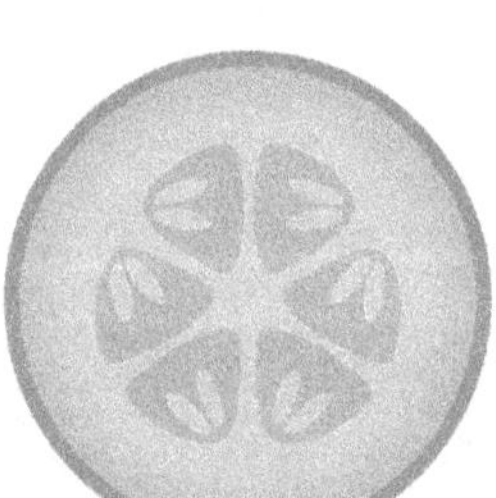

AUBERGINES LACTOFERMENTÉES

Pour 1 bocal de ½ litre
Préparation : 20 min
Cuisson : 5 min
Attente : 2 h 30 + 3 semaines au minimum

Ingrédients : 500 g d'aubergines ; 5 branches de thym ; 2 branches d'origan ; 2 gousses d'ail ; 150 ml d'eau de source ; huiles d'olive et de colza ; 1 cuil. à café de sel d'Himalaya ou de Guérande ; 5 g de gros sel.
Matériel spécifique : 1 bocal en verre de ½ litre avec fermeture mécanique et joint de caoutchouc.

① Épluchez les aubergines, ôtez leur pédoncule et coupez-les en fines rondelles, que vous recouperez en deux. Mettez-les dans une passoire avec le sel fin et laissez reposer pendant environ 2 h 30. Pelez et hachez l'ail. Pressez délicatement les aubergines pour éliminer l'excédent d'eau et mettez-les dans le bocal en les tassant bien et en les alternant avec les aromates (3 branches de thym, origan, ail).
② Dans une casserole, versez l'eau de source avec le gros sel, laissez dissoudre à feu doux, puis versez cette saumure dans le bocal jusqu'à recouvrir toutes les rondelles d'aubergines.
③ Fermez le bocal hermétiquement et laissez-le 7 jours à température ambiante, puis conservez-le à une température de 15 à 18 °C durant au moins 3 semaines.
④ Après 3 semaines au minimum, vous pourrez transférer les aubergines égouttées dans un bocal propre et les recouvrir d'huile d'olive, d'huile de colza et du reste des branches de thym.

LE CONSEIL EN +

Ces aubergines se dégustent crues, en salade ou mixées sous forme de caviar.

TABOULÉ DE CHOU-FLEUR

Pour 4 personnes
Préparation : 15 min

Ingrédients : ½ chou-fleur (500 g) ; 200 g de tomates ; 1 bouquet de persil frais ; 1 petit oignon ; 1 gousse d'ail ; 3 cuil. à soupe de jus de citron ; 2 cuil. à soupe d'huile de cameline ; 1 pincée de sel marin non raffiné.

① Rincez le chou-fleur et râpez-le au robot afin d'obtenir une semoule. Rincez les tomates, ôtez leur pédoncule et coupez-les en tout petits dés. Rincez et ciselez très finement le persil. Pelez et hachez l'ail et l'oignon.

② Dans un saladier, mélangez le chou-fleur, les dés de tomates, le persil, l'ail et l'oignon. Ajoutez le jus de citron, l'huile de cameline et le sel. Mélangez et servez frais.

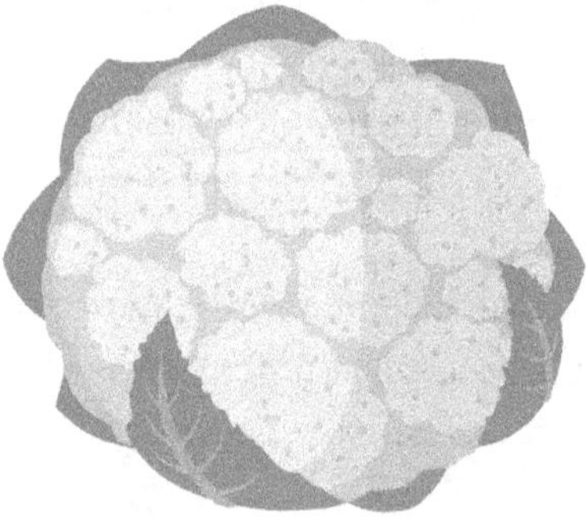

FAUX-MAGE DE NOIX DE MACADAMIA

Pour 300 g de fromage environ
Préparation : 10 min
Attente : 12 à 24 h + 1 h

Ingrédients : 300 g de noix de macadamia ; 1 cuil. à soupe de sel non raffiné (fleur de sel ou sel de Guérande) ; eau de source ; 2 gousses d'ail ; quelques brins de ciboulette fraîche ; ½ cuil. à café de cumin (facultatif).

Matériel spécifique : un bocal en verre d'une contenance de 500 ml ; un sac à lait végétal* ou pochette en tissu de coton très fin.

① Versez les noix et le sel dans un saladier. Couvrez d'eau de source et posez une assiette sur le saladier. Laissez tremper à température ambiante de 12 à 24 heures.
② Le lendemain, lavez et ciselez la ciboulette. Pelez l'ail et coupez-le en gros morceaux. Égouttez les noix et mixez-les, puis ajoutez la ciboulette ciselée, l'ail et le cumin. Mélangez à nouveau.
③ Versez la préparation dans un sac à lait végétal et pressez afin d'éliminer le maximum d'eau. Versez la préparation obtenue dans le bocal en verre. Réservez au frais pendant au moins 1 heure.

LES CONSEILS EN +

› Ce fromage se conserve 3 jours au frais. Vous pouvez le déguster avec des avocats, des toasts de pains d'oléagineux, des légumes, etc.
› Il est possible d'utiliser une machine à laits végétaux (comme le Soyabella®, qui dispose d'un programme spécial pour les fromages végétaux).
› Selon vos goûts, testez la recette en remplaçant le cumin par du basilic, de l'estragon…

---

* Sac en tissu permettant de filtrer les jus végétaux, en vente dans les magasins bio.

FAUX-MAGE DE NOIX DE CAJOU

Pour 4 personnes
Préparation : 15 min
Attente : 4 h + 12 h

Ingrédients : 200 g de noix de cajou ; 1 cuil. à café de miso de riz non pasteurisé (en magasins bio) ; 100 ml d'eau de source + 1 bol d'eau de source pour le trempage des noix ; 1,5 cuil. à soupe d'huile de noix de coco fondue ; 1 cuil. à soupe de jus de citron.

① Faites tremper les noix de cajou pendant 4 heures dans un bol d'eau de source, à température ambiante. Rincez-les soigneusement et jetez l'eau de trempage.
② Mettez les noix de cajou, le miso et 100 ml d'eau de source dans un mixeur, puis réduisez en crème jusqu'à obtenir une texture homogène et bien lisse.
③ Versez la préparation dans un saladier et couvrez de film alimentaire (afin de permettre la fermentation, qui se fait sans air). Laissez fermenter pendant 12 heures à température ambiante.
④ Une fois la fermentation achevée, ajoutez dans la préparation l'huile de coco fondue et le jus de citron. Mélangez et réservez au frais.

LES CONSEILS EN +

› Ce fromage se conserve au réfrigérateur dans un contenant hermétique. Il est préférable de le préparer en petite quantité et de le consommer dans les 3 jours.
› Ce fromage se déguste tel quel, agrémenté d'herbes fraîches (basilic, ciboulette…) et éventuellement d'un peu d'ail ou d'échalote mixés.

FAUX-MAGE DE NOIX

Pour 2 personnes
Préparation : 10 min
Attente : 1 nuit + 1 h

Ingrédients : 75 g de tofu lactofermenté au tamari (en magasins bio) ; 25 g de tempeh (pâte à base de soja fermenté, en magasins bio) ; 50 g de noix de macadamia ; 1 bol d'eau de source ; 15 g de noix de Grenoble ; 35 g d'huile de coco fondue ; 1 petit oignon frais ; 1 cuil. à soupe de jus de citron ; 2 cuil. à café de miso blanc (en magasins bio) ; 1 pincée de sel de Guérande.

① Faites tremper les noix de macadamia toute la nuit dans un bol d'eau de source.
② Le lendemain, égouttez les noix de macadamia. Pelez et émincez finement l'oignon.
③ Mixez les noix de macadamia avec le tofu et le tempeh, en intégrant le jus de citron, l'oignon émincé, le miso, l'huile de coco fondue et le sel.
④ Concassez les noix de Grenoble et intégrez-les à la préparation.
⑤ Placez la préparation dans un petit bol à fond plat et tassez le fromage végétal. Placez au frais pour au moins 1 heure, puis démoulez sur une assiette.

LE CONSEIL EN +

Ce fromage se conserve à couvert et au frais pendant 48 heures environ.

PESTO

Pour 4 personnes
Préparation : 10 min

Ingrédients : 2 bottes de basilic frais ; 1 gousse d'ail ; 3 cuil. à soupe d'huile d'olive ; 2 cuil. à soupe de vinaigre de cidre ; 1 citron.

① Rincez et effeuillez le basilic. Pelez la gousse d'ail. Pressez le citron.
② Mixez le basilic avec l'ail, l'huile d'olive, le vinaigre et le jus de citron. Servez sans attendre.

PESTO D'AVOCAT À L'AÇAÏ

Pour 4 personnes
Préparation : 5 min

Ingrédients : 1 avocat mûr ; 1 cuil. à café d'açaï ; 1 cuil. à soupe de tahin (purée de sésame, en magasins bio) ; ½ cuil. à café de miso de riz non pasteurisé (en magasins bio) ; ½ citron ; 1 cuil. à café d'huile de sacha inchi.

① Ouvrez l'avocat, ôtez son noyau et récupérez sa chair. Pressez le citron.
② Mixez tous les ingrédients et servez sans attendre.

CRACKERS À LA CHOUCROUTE

Pour 20 crackers environ
Préparation : 15 min
Cuisson : 1 h 30
Attente : 1 nuit

Ingrédients : 200 g de choucroute crue (au rayon frais des magasins bio) ; 90 g d'amandes ; 30 g de noix du Brésil ; 90 g de graines de tournesol ; 3 bols d'eau de source ; 3 cuil. à soupe d'huile d'olive ; 1 cuil. à soupe de tahin (purée de sésame, en magasins bio) ; 1 cuil. à soupe de tamari ou 1 cuil. à café de miso de riz non pasteurisé (en magasins bio) ; 1 pincée de sel d'Himalaya.

① Faites réhydrater les amandes, les noix du Brésil et les graines de tournesol, séparément, dans 3 bols d'eau de source pendant toute une nuit.
② Le lendemain, préchauffez le four à 110 °C (thermostat 3-4).
③ Égouttez et rincez les graines, puis mixez-les séparément (les amandes d'un côté, les noix de l'autre, puis enfin les graines de tournesol). Réunissez-les ensuite avec le reste des ingrédients dans un saladier et mélangez jusqu'à obtenir une pâte consistante.
④ Versez la préparation sur la plaque du four recouverte de papier cuisson. Aplatissez avec une spatule pour former une grande crêpe, bien fine et compacte.
⑤ Faites cuire au four pendant 1 h 30, jusqu'à ce que la pâte soit croustillante. Découpez les crackers et conservez-les dans un récipient hermétique.

LES CONSEILS EN +

› Ces crackers se conservent 2 à 3 jours dans une boîte hermétique.
› Vous pouvez remplacer les noix du Brésil par 30 g d'amandes supplémentaires.
› Vous pouvez adapter la recette en remplaçant la choucroute par 200 g de chou vert râpé, de radis noir, d'un mélange chou et carottes, de tomates séchées, etc., selon vos goûts et la quantité de glucides que vous souhaitez consommer. Vous pouvez aussi ajouter des herbes, par exemple du romarin, du thym, de l'origan... ou bien des épices. Un vrai délice !

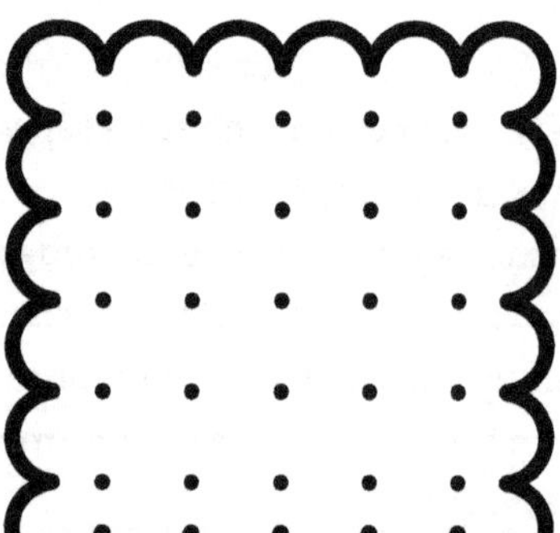

CHIPS DE KALE

Pour 3 à 4 personnes
Préparation : 15 min
Cuisson : 2 h
Attente : 1 nuit

Ingrédients : 5 belles feuilles de kale ; 70 g de noix de macadamia ; 1 oignon frais ; 1 gousse d'ail ; 1 cuil. à soupe de vinaigre d'umeboshi (en magasins bio) ou vinaigre de cidre ; 75 ml d'eau de source + 1 bol d'eau de source pour le trempage des noix ; 2 tiges fraîches de ciboulette ; 1 pincée de sel d'Himalaya.

① Faites réhydrater les noix de macadamia dans un bol d'eau de source toute la nuit, à température ambiante.
② Le lendemain, préchauffez le four à 120 °C (thermostat 4). Pelez l'oignon et l'ail. Rincez la ciboulette. Égouttez les noix de macadamia.
③ Dans un blender, mixez les noix de macadamia avec les 75 ml d'eau de source, l'oignon, l'ail, le vinaigre, la ciboulette et le sel.
④ Lavez et essuyez soigneusement le chou. Enlevez les grosses tiges et coupez grossièrement les feuilles (de la taille de chips). Mélangez le chou avec la préparation aux noix de macadamia et malaxez bien avec les mains pendant au moins 5 minutes.
⑤ Déposer les chips de kale sur la plaque du four recouverte de papier cuisson. Enfournez pour 1 h 45 à 2 heures, en retournant les chips au bout de 50 minutes environ. Laissez-les refroidir avant de déguster.

LES CONSEILS EN +

› Vous pouvez remplacer la ciboulette par une autre herbe fraîche (persil ou estragon, par exemple) ou par ½ cuil. à café de maca ou d'épices indiennes, selon vos goûts.

› Vous pouvez déshydrater vos chips dans un déshydrateur, à 42 °C, pendant 10 à 12 heures. Le déshydrateur remplace le four et permet de conserver les enzymes et davantage de vitamines grâce à une cuisson très douce.

› Ces chips se conservent environ 10 jours dans un récipient en verre hermétique.

PLATS ET LÉGUMES

TAGLIATELLES DE COURGETTES ET BOULETTES VÉGÉTALES

Pour 4 personnes
Préparation : 25 min
Cuisson/attente : 1 nuit + quelques heures

Ingrédients pour les tagliatelles : 5 courgettes ; 1 cuil. à soupe de jus de citron ; 1 cuil. à soupe d'huile de colza ou de cameline.

Ingrédients pour la sauce tomate : 6 tomates confites ; 3 tomates mûres ; 12 olives noires lactofermentées (en magasins bio) ; ½ bouquet de basilic frais ; origan et épices au choix (cumin, coriandre, gingembre...).

Ingrédients pour les boulettes végétales : 100 g de noix de macadamia ; 1 bol d'eau de source ; 3 cuil. à soupe de graines de chia blanc moulues ; 1 gousse d'ail ; 1 cuil. à café de miso de riz non pasteurisé (en magasins bio) ; 10 olives noires dénoyautées ; 3 cuil. à soupe d'huile de sacha inchi (en magasins bio) ; 2 cuil. à soupe de vinaigre d'umeboshi (en magasins bio) ; ½ cuil. à café de cumin ; herbes fraîches, selon vos envies (basilic, marjolaine, coriandre, persil...).

① Faites tremper les noix de macadamia dans un bol d'eau de source, à température ambiante, pendant une nuit.
② Préparez les tagliatelles de courgettes : rincez les courgettes, ôtez leur pédoncule et détaillez-les en tagliatelles à l'aide d'un économe ou d'un spiraleur à légumes. Mélangez-les avec le jus de citron et l'huile.
③ Préparez la sauce tomate : lavez les tomates mûres, ôtez leur pédoncule et coupez-les grossièrement, puis égouttez les olives et lavez le basilic. Mixez l'ensemble des ingrédients.

④ Préparez les boulettes végétales : rincez et égouttez les noix de macadamia. Pelez l'ail, égouttez les olives et lavez les herbes fraîches. Mixez l'ensemble des ingrédients, puis formez des petites boulettes. Déshydratez-les avec un déshydrateur ou dans votre four durant 4 à 5 heures, sur une plaque recouverte de papier cuisson, à 50 °C (thermostat 1-2). (Vous pouvez aussi choisir de les mettre directement au réfrigérateur et de les consommer 3 à 4 heures après.)

⑤ Servez les tagliatelles avec la sauce tomate et les boulettes.

MAQUEREAUX À LA MOUTARDE

Pour 2 personnes
Préparation : 10 min
Cuisson : 30 min

Ingrédients : 2 maquereaux évidés ; 5 cuil. à soupe de moutarde forte ; 150 ml de crème de coco ; 1 cuil. à soupe d'herbes de Provence ; 2 cuil. à soupe d'huile de coco ; sel marin non raffiné, poivre.

① Préchauffez le four à 180 °C (thermostat 6).

② Rincez et essuyez les maquereaux. Badigeonnez l'intérieur des poissons avec un peu de moutarde, puis déposez les poissons dans un plat allant au four préalablement graissé à l'huile de coco.

③ Mélangez le reste de la moutarde avec la crème de coco. Salez et poivrez. Parsemez d'herbes de Provence.

④ Nappez les poissons avec la sauce moutarde-coco et enfournez pour 30 minutes.

FONDUE DE POIREAUX AUX ÉPICES INDIENNES

Pour 1 personne
Préparation : 10 min
Cuisson : 20 min

Ingrédients : 2 poireaux ; 2 cuil. à soupe d'huile de palme rouge ; 2 cuil. à café d'un mélange d'épices indiennes ayurvédiques (voir encadré ci-dessous).

① Coupez les racines et les feuilles vertes des poireaux, rincez les blancs puis détaillez-les, dans la longueur, en fines lamelles. Faites-les cuire pendant environ 20 minutes à la vapeur.
② Mélangez les lamelles de poireaux cuites avec l'huile de palme rouge et les épices. Dégustez sans attendre.

LE CONSEIL EN +

Pour préparer le mélange d'épices indiennes ayurvédiques, associez les épices en poudre suivantes : coriandre, cumin, fenugrec, fenouil, curcuma, cannelle de Ceylan et cardamome.

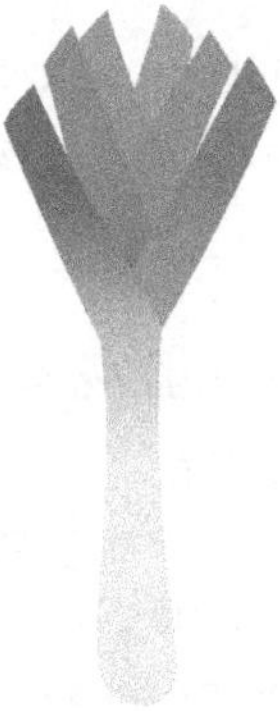

BROCOLI AU LAIT DE COCO, SÉSAME ET ÉPICES

Pour 4 personnes
Préparation : 5 min
Cuisson : 20-25 min

Ingrédients : 1 gros brocoli ; 200 ml de lait de coco ; 1 cuil. à café de tahin (purée de sésame, en magasins bio) ; épices au choix (curcuma, cumin, coriandre, gingembre, paprika...).

① Détachez les bouquets de brocoli, rincez-les et faites-les cuire pendant 15 minutes à la vapeur (ils doivent être encore légèrement croquants).
② Dans une casserole, versez le lait de coco, les épices et le tahin. Mélangez et ajoutez le brocoli. Faites chauffer 5 à 10 minutes à feu doux.

PURÉE DE CHOU-FLEUR

Pour 4 personnes
Préparation : 15 min
Cuisson : 20 min

Ingrédients : 1 chou-fleur ; 150 ml de crème de coco ; 1 cuil. à soupe d'huile de coco ; ½ cuil. à café de curry en poudre ; sel marin non raffiné, poivre du moulin.

① Détaillez le chou-fleur en bouquets et rincez-les, puis faites-les cuire durant 20 minutes à la vapeur.
② Mixez le chou-fleur avec la crème de coco et l'huile de coco, jusqu'à obtenir une consistance homogène. Ajoutez le curry, le sel et le poivre, puis mélangez. Servez sans attendre.

PANCAKES DE COURGETTES

Pour une dizaine de pancakes
Préparation : 15 min
Cuisson : 3 à 6 min par pancake

Ingrédients : 2 œufs Bleu-Blanc-Cœur ; 5 petites courgettes ; 50 g de farine de coco ; 2 cuil. à soupe d'huile de coco ; quelques herbes fraîches (coriandre, basilic...) ; épices au choix (curcuma, cumin, coriandre...) ; sel marin non raffiné.

① Lavez les courgettes et râpez-les. Rincez et ciselez les herbes.
② Battez les œufs avec la farine, les herbes, le sel et les épices. Ajoutez les courgettes râpées et mélangez.
③ Faites chauffer un peu d'huile de coco dans une poêle. Versez un peu de préparation dans la poêle, de manière à former des pancakes, et cuisez chacun 3 à 6 minutes de chaque côté (selon leur épaisseur). Procédez de même jusqu'à épuisement de la pâte. Servez bien chaud.

LE CONSEIL EN +

Vous pouvez aussi préparer ces pancakes en remplaçant les courgettes par des petits poireaux (faites-les cuire quelques minutes avant) ou du chou râpé...

SPAGHETTIS DE COURGETTES AU PESTO

Pour 4 personnes
Préparation : 20 min

Ingrédients : 5 courgettes ; 1 cuil. à soupe de jus de citron ; 1 cuil. à soupe d'huile de colza ou de cameline.

Ingrédients pour le pesto : 2 bottes de basilic frais ; 1 gousse d'ail ; 3 cuil. à soupe d'huile d'olive ; 2 cuil. à soupe de vinaigre de cidre ; 1 citron.

① Rincez les courgettes, ôtez leur pédoncule et taillez-les avec un taille-légumes, un éplucheur à julienne ou un spiraleur à légumes afin de réaliser des spaghettis. Mélangez-les avec le jus de citron et l'huile de colza ou de cameline.
② Préparez le pesto : rincez le basilic. Pelez la gousse d'ail. Pressez le citron. Mixez le basilic avec l'ail, l'huile d'olive, le vinaigre et le jus de citron.
③ Servez les spaghettis avec la sauce.

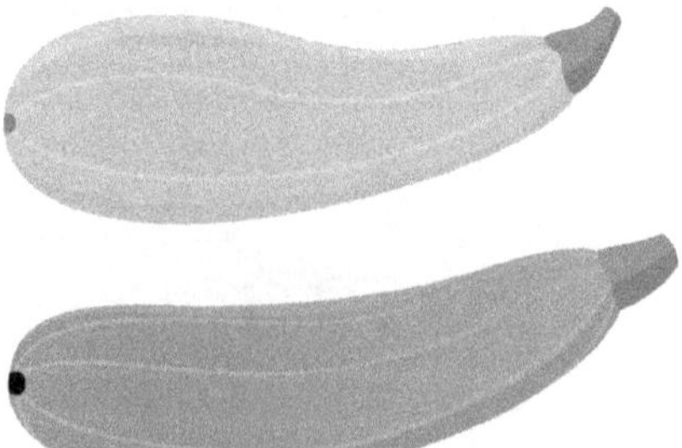

PIZZA CÉTO-ADAPTÉE

Pour 4 personnes
Préparation : 25 min
Attente : quelques heures

Ingrédients : 150 g de graines de tournesol activées (voir encadré page suivante) ; 150 g de graines de lin moulues ; 2 cuil. à soupe d'huile de sacha inchi ; 6 olives noires dénoyautées ; 1 gousse d'ail ; herbes fraîches (origan, basilic, thym, marjolaine, romarin...) ; 200 à 350 ml d'eau de source ; 1 pincée de sel.

① Préparez les graines de tournesol comme indiqué dans l'encadré page suivante.
② Quand les graines de tournesol sont prêtes, égouttez les olives. Pelez et ciselez l'ail. Lavez et hachez finement les herbes fraîches.
③ Versez tous les ingrédients dans un blender afin de les réduire en une farine assez fine. Ajoutez 200 à 350 ml d'eau de source, de manière à obtenir une pâte malléable, ni trop sèche ni trop humide.
④ Étalez la pâte obtenue sur un papier cuisson et formez une pizza, puis laissez-la reposer quelques heures au réfrigérateur.
⑤ Garnissez votre pizza (voir quelques idées dans l'encadré page suivante) et servez !

LES CONSEILS EN +

› Pour activer les graines de tournesol : réhydratez-les pendant 4 à 5 heures minimum (idéalement toute la nuit), puis déshydratez-les dans votre four à moins de 50 °C ou dans un déshydrateur à 42 °C. Vous pouvez aussi, tout simplement, les faire sécher à l'air libre (cela prend de 3 à 5 heures).

› Pour moudre les graines facilement, ajoutez-les par petites quantités au fur et à mesure que vous mixez, et faites des petites pauses afin de ne pas surchauffer la machine.

› Vous pouvez garnir votre pizza avec les ingrédients de votre choix : par exemple, sauce tomate fraîche maison (mixez 2 tomates fraîches bien mûres + 5 tomates séchées réhydratées dans de l'huile de colza + 1 gousse d'ail + quelques feuilles de basilic frais + le jus de 1 citron + 1 pincée de sel), faux-mage de noix de cajou ou de macadamia (voir les recettes p. 203 et 204), olives noires et herbes fraîches (basilic, roquette, jeunes pousses…).

› Vous pouvez servir votre pizza avec un gaspacho, par exemple (voir recette p. 193).

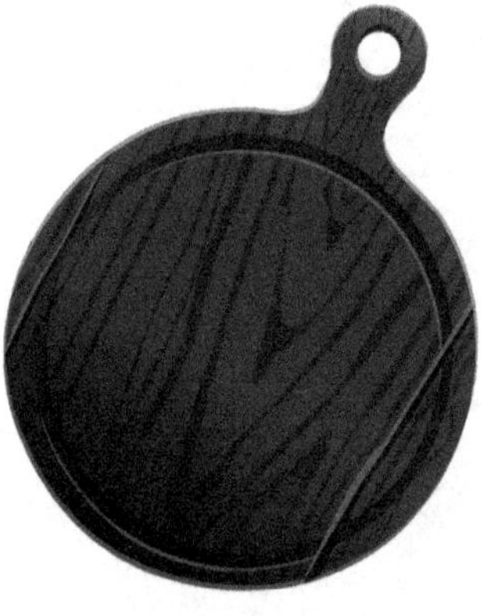

CURRY DE LÉGUMES VERTS AU LAIT DE COCO ET TOFU

Pour 4 personnes
Préparation : 20 min
Cuisson : 45 min

Ingrédients : 1 beau brocoli ; 200 g de haricots verts ; 200 g de tofu ferme ; 5 noix de cajou ; 1 petit oignon ; 500 ml de lait de coco ; 1 cuil. à soupe d'huile de coco ; 1 cuil. à soupe de pâte de curry ; 1,5 cm de gingembre frais ; 1 citron ; quelques brins de coriandre fraîche ; 1 pincée de citronnelle sèche ; 1 pincée de sel d'Himalaya ; 200 ml d'eau de source.

① Pelez et émincez finement l'oignon. Pelez et râpez le gingembre. Pressez le citron. Lavez et ciselez la coriandre. Concassez les noix de cajou.
② Faites revenir l'oignon pendant 2 minutes à feu doux dans une sauteuse, avec l'huile de coco. Ajoutez le gingembre râpé, la citronnelle et la pâte de curry. Versez 200 ml d'eau de source et laissez cuire à feu doux et à couvert pendant 10 minutes.
③ Pendant ce temps, lavez et équeutez les haricots verts. Rincez le brocoli et détaillez-le en bouquets.
④ Faites cuire les haricots dans une casserole d'eau bouillante salée. Au bout de 10 minutes de cuisson, ajoutez les fleurettes de brocoli et poursuivez la cuisson pendant 8 à 10 minutes.
⑤ Versez le lait de coco dans la sauteuse contenant les épices et poursuivez la cuisson encore 10 minutes. Égouttez le tofu et découpez-le en cubes.
⑥ Égouttez les légumes et ajoutez-les, ainsi que les dés de tofu, dans la sauteuse. Arrosez du jus de citron. Servez parsemé de coriandre ciselée et de noix de cajou concassées.

CURRY AU CHOU-FLEUR ET LAIT DE COCO

Pour 2 personnes
Préparation : 20 min
Cuisson : 30 min

Ingrédients : 1 chou-fleur ; 1 tomate ; 1 oignon ; 1 morceau de gingembre frais (1,5 cm) ; 1 cuil. à soupe d'huile de coco ; 100 ml de lait de coco ; 1 pincée de sel d'Himalaya.

Ingrédients pour le curry : 1 cuil. à café de graines de coriandre ; 1 cuil. à café de graines de fenouil ; 1 clou de girofle ; ½ morceau de bâton de cannelle ; 1 cuil. à café de curcuma en poudre ; 2 cosses de cardamome.

① Préparez le mélange d'épices : fendez les cosses de cardamome et récupérez les graines, puis moulez ensemble toutes les épices.
② Pelez et émincez l'oignon. Pelez et râpez le gingembre. Prélevez les bouquets de chou-fleur, rincez-les et détaillez-les en fleurettes. Rincez la tomate, ôtez son pédoncule et coupez-la en petits morceaux.
③ Versez l'huile de coco dans une sauteuse. Ajoutez les épices, ainsi que l'oignon émincé et le gingembre râpé. Laissez mijoter 2 minutes à feu doux, puis ajoutez les fleurettes de chou-fleur, la tomate et le lait de coco. Salez.
④ Couvrez et laissez mijoter durant 25 minutes environ à feu doux, en ajoutant si besoin un peu de lait de coco ou d'eau de source.

LES CONSEILS EN +

› Vous pouvez remplacer le mélange d'épices par 1 cuil. à soupe de curry en poudre.
› Servez avec de la coriandre fraîche lavée et ciselée.

FLAN DE LÉGUMES

Pour 2 personnes
Préparation : 10 min
Cuisson : 1 h

Ingrédients : 1 aubergine ; 1 courgette ; 2 gousses d'ail ; 2 œufs Bleu-Blanc-Cœur ; 100 ml de crème de coco ; 4 cuil. à soupe d'huile de coco (+ 1 cuil. à soupe pour le moule) ; 1 cuil. à café d'épices ayurvédiques (voir p. 213).

① Rincez la courgette et l'aubergine. Ôtez leur pédoncule et détaillez-les en petits cubes. Pelez et émincez l'ail.
② Dans une poêle, versez l'huile de coco. Ajoutez l'ail émincé et les légumes. Laissez mijoter à feu doux et à couvert pendant 15 minutes environ. Pendant ce temps, préchauffez le four à 180 °C (thermostat 6) et battez les œufs.
③ Lorsque les légumes sont tendres, ajoutez dans la poêle les œufs battus, les épices et la crème de coco.
④ Versez le tout dans un moule à cake préalablement huilé. Enfournez pour 45 minutes.

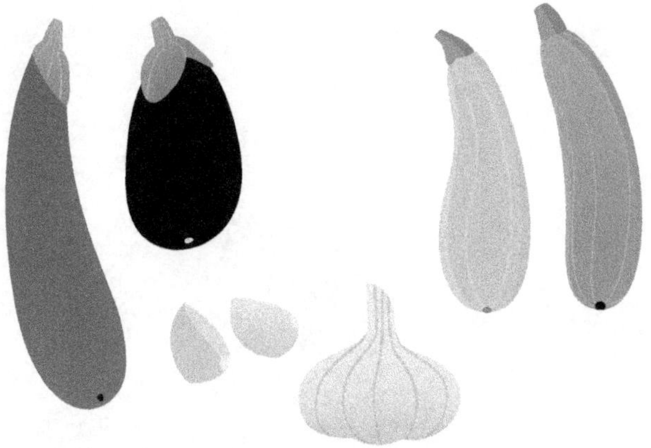

TOFU BROUILLÉ AUX ASPERGES VERTES

Pour 2 personnes
Préparation : 10 min
Cuisson : 15 min

Ingrédients : 200 g de tofu nature ; 200 g d'asperges vertes ; 6 cuil. à soupe de crème de soja ; ¼ de rhizome de curcuma frais ; 2 cuil. à soupe d'huile de coco ; 1 gousse d'ail ; 6 olives noires dénoyautées ; 1 pincée de sel de Guérande.

① Pelez et mixez le curcuma. Pelez et émincez finement l'ail. Égouttez le tofu. Coupez les olives en petits morceaux.
② Dans un saladier, émiettez finement le tofu avec une fourchette. Mélangez-le avec la crème de soja, le curcuma, les morceaux d'olives et l'ail. Ajoutez le sel et mélangez.
③ Rincez les asperges et coupez leur base. Faites-les revenir avec 1 cuillère à soupe d'huile de coco dans une poêle, à feu doux, pendant 10 minutes.
④ Dans une autre poêle, versez le reste d'huile de coco et faites-y cuire la préparation à base de tofu brouillé pendant 5 minutes, en mélangeant constamment. Servez la brouillade avec les asperges.

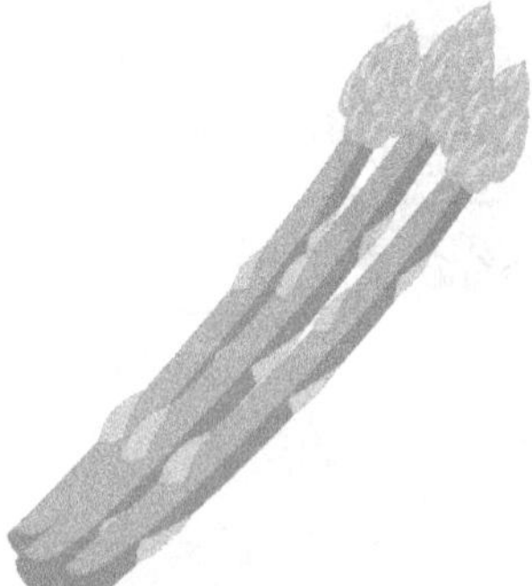

DESSERTS

PANCAKES À LA FARINE DE COCO, PURÉE CHOCO-NOISETTES

Pour 2 personnes
Préparation : 5 min
Cuisson : 1 min par pancake
Attente : 30 min

Ingrédients pour les pancakes : 3 œufs ; 3 cuil. à soupe de lait de coco ; 3 cuil. à soupe rases de farine de coco ; 2 cuil. à soupe d'huile de coco.

Ingrédients pour la purée choco-noisettes : 2 cuil. à soupe de purée de noisettes ; 1 cuil. à soupe de cacao cru en poudre ; 1 cuil. à soupe de beurre de cacao ; 1 à 2 cuil. à café d'éclats de cacao ; ½ cuil. à café de vanille en poudre ; ½ cuil. à café de cannelle en poudre ; sirop de kitul ou sucre de coco (optionnel).

① Préparez les pancakes : fouettez énergiquement les œufs. Ajoutez le lait de coco, la farine et 1 cuillère à soupe d'huile de coco. Mélangez, puis laissez reposer la pâte durant 30 minutes au réfrigérateur.
② Pendant ce temps, préparez la purée choco-noisettes : faites fondre le beurre de cacao au bain-marie, puis ajoutez le reste des ingrédients et mélangez. Si vous souhaitez une purée plus sucrée, ajoutez un peu de sirop de kitul ou de sucre de coco.
③ Faites fondre le restant d'huile de coco dans une poêle à pancakes. Versez une louche de pâte et faites cuire le pancake 30 secondes de chaque côté. Faites cuire les autres pancakes de la même façon, jusqu'à épuisement de la pâte.
④ Servez-les sans attendre, avec la purée choco-noisettes.

MOUSSE DE TOFU SOYEUX AUX NOISETTES ET CACAO

Pour 4 personnes
Préparation : 5 min

Ingrédients : 400 g de tofu soyeux ; 5 cuil. à soupe de purée de noisettes ; 3 cuil. à soupe de cacao cru en poudre non sucré ; 2 cuil. à café de vanille en poudre ; des éclats de cacao cru.

① Égouttez le tofu puis mixez-le avec la purée de noisettes, le cacao en poudre et la vanille.
② Versez la crème obtenue dans un bol, ajoutez les éclats de cacao et réservez au frais jusqu'au moment de servir.

LE CONSEIL EN +

Pour une recette *low carb*, ajoutez 1 cuil. à café de sève de kitul (ou de sirop de coco).

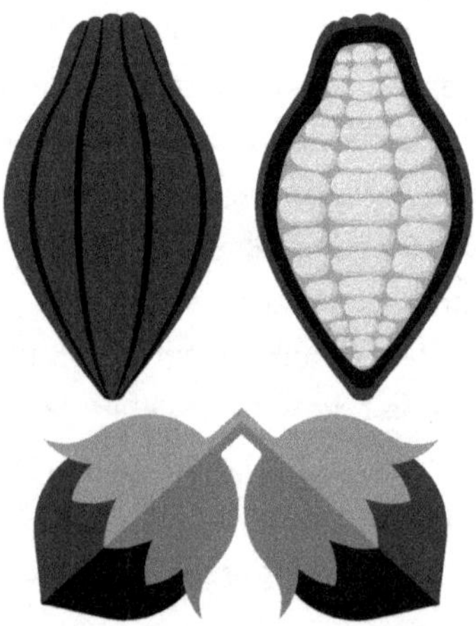

PUDDING DE CHIA À L'AVOCAT ET AU CACAO

Pour 1 personne
Préparation : 15 min
Attente : 2 h

Ingrédients : 1 avocat ; 3 cuil. à soupe de graines de chia moulues ; 3 cuil. à soupe de lait de coco ; 2 cuil. à soupe de cacao en poudre ; 2 cuil. à café de cannelle ; 1 gousse de vanille ; 1 cuil. à soupe d'huile de coco ; 200 à 250 ml d'eau de source.

① Versez dans un bol les graines de chia moulues, la cannelle, le lait de coco et 200 à 250 ml d'eau de source en fonction de la consistance désirée. Remuez jusqu'à ce que le mélange devienne gélatineux (5 à 10 minutes).
② Ouvrez l'avocat, ôtez son noyau et récupérez sa chair. Avec la pointe d'un couteau, fendez la gousse de vanille en deux dans la longueur et grattez-en les grains.
③ Dans un blender, mixez l'avocat, l'huile de coco, la poudre de cacao et la gousse de vanille fendue ainsi que ses grains. Ajoutez la préparation aux graines de chia, puis mixez à nouveau.
④ Versez dans un bol et réservez au frais pendant au moins 2 heures.

LE CONSEIL EN +

Dans une version *low carb*, vous pouvez ajouter un peu de sirop de kitul ou de sucre de coco.

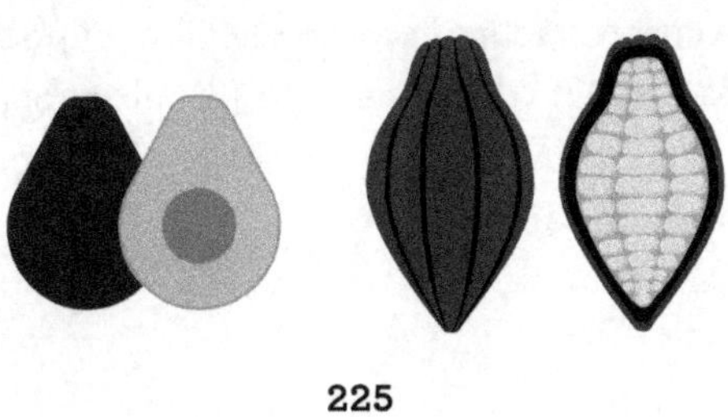

YAOURT DE GRAINES DE CHIA AUX ÉPICES

Pour 2 personnes
Préparation : 5 min
Attente : 10 min + 4 h

Ingrédients : 3 cuil. à soupe de graines de chia moulues ; 400 ml de lait d'amande, de lait de sacha inchi (maison si possible, voir p. 239) ou de lait de coco ; 1 cuil. à café de vanille en poudre ; 1 cuil. à café de cannelle en poudre.

① Dans un saladier, mélangez les graines de chia moulues, le lait végétal et les épices.
② Laissez reposer pendant 10 minutes, puis mélangez à nouveau. Si la texture est trop ferme à votre goût, ajoutez un peu de lait végétal et mélangez encore.
③ Laissez reposer au moins 4 heures au frais avant de déguster.

LES CONSEILS EN +

› Ce yaourt se conserve jusqu'à 3 jours au réfrigérateur.
› Au moment de servir, vous pouvez ajouter des myrtilles, des framboises, de la crème fouettée de coco (voir recette p. 233), suivant le taux de glucides que vous souhaitez consommer dans la journée.
› Dans un version *low carb,* vous pouvez ajouter un peu de sirop de kitul ou de sucre de coco.
› Vous pouvez aussi remplacer la vanille et la cannelle par 2 cuil. à café d'açaï.
› Pour une variante yaourt au cacao : 3 cuil. à soupe de graines de chia moulues + 400 ml de lait de coco + 3 cuil. à soupe de beurre de cacao fondu + 1 cuil. à soupe de cacao cru en poudre + 1 cuil. à soupe d'éclats de cacao.

YAOURT AU LAIT DE COCO

Pour 3 yaourts
Préparation : 10 min
Attente : 1 nuit + 12 à 24 heures

Ingrédients : 115 g de copeaux de jeunes noix de coco séchés ; 60 g de noix de macadamia ; de l'eau de source ; 1 cuil. à café de probiotiques (sans lactose ni maltodextrine — en pharmacies) ; 1 gousse de vanille ; 1 pincée de sel ; 1 cuil. à soupe de jus de citron.

① Faites réhydrater les copeaux de noix de coco de 5 à 12 heures (idéalement toute une nuit) dans de l'eau de source. Dans un autre bol d'eau de source, faites également réhydrater les noix de macadamia, sur la même durée.

② Rincez et égouttez bien les noix de macadamia. Rincez soigneusement la noix de coco réhydratée et mixez-la dans un blender puissant (type Vitamix®) avec les noix de macadamia et les probiotiques. Ajoutez un peu d'eau de source afin d'obtenir une consistance crémeuse (il faut ajouter le moins d'eau possible, et la verser très progressivement pour ne pas bloquer le moteur de votre blender qui, sinon, va patiner).

③ Si vous avez un déshydrateur, mettez le mélange obtenu à déshydrater à 42 °C. À défaut, laissez-le à température ambiante (jusqu'à 24 °C) en posant un linge propre dessus, proche d'une source de chaleur et sans courant d'air. La fermentation dure entre 12 et 24 heures.

④ Après fermentation, fendez la gousse de vanille en deux dans la longueur et grattez ses grains.

⑤ Mixez à nouveau le yaourt avec le sel, la gousse de vanille fendue et ses grains, ainsi que le jus de citron.

LE CONSEIL EN +

Ce yaourt peut aussi être aromatisé avec de la cannelle, du cacao cru, des éclats de cacao. En version *low carb*, vous pouvez ajouter un peu de sirop de kitul.

CRÈME CHOCOLAT-NOISETTES

Pour 2 à 3 portions
Préparation : 5 min

Ingrédients : 1 cuil. à soupe de purée de noisettes ; 2 cuil. à café de cacao cru en poudre ; 1 cuil. à soupe de beurre de cacao ; 1 jaune d'œuf bio (label Bleu-Blanc-Cœur) extra-frais ; 1 cuil. à café de vanille ; 1 cuil. à café de cannelle.

① Faites fondre le beurre de cacao au bain-marie.
② Ajoutez le reste des ingrédients, mélangez et dégustez.

LES CONSEILS EN +

› L'idéal est de préparer cette crème juste avant de la consommer.
› Pour une version *low carb*, vous pouvez remplacer la vanille et la cannelle par 1 cuil. à soupe de sirop de caroube, de coco, de yacon ou de kitul.

YAOURT DE NOIX DE CAJOU

Pour 1 yaourt
Préparation : 10 min
Attente : 1 nuit + 12 h

Miam miam

Ingrédients : 110 g de noix de cajou ; de l'eau de source ; 1 cuil. à café de graines de chia ; 1 cuil. à café de probiotiques en poudre (en pharmacie) ; 2 cuil. à café de jus frais de citron ; 150 ml de lait d'amande, de préférence maison (voir recette p. 238).

① Mettez les noix de cajou à tremper avec de l'eau de source durant toute une nuit. Juste après avoir mis les noix de cajou à tremper, moulez les graines de chia. Versez la boisson à l'amande dans le bol du blender, ajoutez les probiotiques, les graines de chia et le jus de citron, puis mixez.
② Couvrez avec un torchon propre et laissez reposer à température ambiante (plutôt chaude, par exemple à proximité d'un radiateur) pendant au moins 12 heures. (Vous pouvez aussi placer le bol au four, à température minimale, également pendant au moins 12 heures.)
③ Le lendemain matin, mixez les noix de cajou préalablement égouttées et la préparation aux probiotiques et aux amandes, jusqu'à obtenir une consistance lisse. Réservez au frais jusqu'au moment de servir.

LES CONSEILS EN +

› Ce yaourt se conserve au frais durant 2 à 3 jours.
› Vous pouvez bien sûr préparer plusieurs yaourts en même temps, en multipliant les proportions.
› Pour une variante yaourt de noix de macadamia, remplacez les noix de cajou par des noix de macadamia et procédez de la même façon.
› Vous pouvez servir vos yaourts avec quelques éclats de cacao cru et de pistaches.

YAOURTS AUX AMANDES

Pour 2 yaourts
Préparation : 15 min
Attente : 2 nuits + 8 h

Ingrédients : 100 g d'amandes entières ; de l'eau de source ; 1 cuil. à café de probiotiques (en pharmacie).

Matériel spécifique : 2 pots de yaourts en verre ; de l'étamine ou un tissu à trous fins.

① Réhydratez les amandes en les laissant tremper dans de l'eau de source toute la nuit. Le lendemain, égouttez-les et laissez-les reposer pendant 8 heures environ : elles vont pré-germer.
② Rincez-les et ôtez délicatement les peaux fines qui les entourent, avec les doigts. Rincez-les à nouveau avec de l'eau de source.
③ Mixez les amandes avec 150 ml d'eau de source et les probiotiques pour obtenir une pâte semi-liquide. Versez la préparation dans 2 pots en verre.
④ Couvrez les pots avec des carrés d'étamine et conservez-les à température ambiante (plutôt chaude, par exemple près d'un radiateur) pendant une nuit.
⑤ Posez les couvercles sur les pots et mettez-les au frais pendant 2 heures au moins avant de les déguster.

LE CONSEIL EN +

Vous pouvez savourer vos yaourts avec un peu de cannelle ou de vanille, ou des éclats de cacao cru.

MOUSSE AVOCAT-CACAO

Pour 2 personnes
Préparation : 10 min
Cuisson : 10 min

Ingrédients : 3 cuil. à soupe de beurre de cacao ; 1 cuil. à café de caroube crue ; 2 avocats mûrs à point ; 20 g de cacao cru en poudre ; 2 cuil. à soupe d'éclats de cacao cru ; 2 gousses de vanille ; 2 cuil. à café de cannelle.

① Faites fondre le beurre de cacao dans une casserole à feu doux. Hors du feu, laissez tiédir, puis ajoutez la caroube.
② Ouvrez les avocats, ôtez leur noyau et récupérez leur chair.
③ Mixez la chair d'avocat avec la poudre de cacao, la vanille, la cannelle et les éclats de cacao, jusqu'à obtenir une texture homogène et bien fine. Ajoutez le beurre de cacao à la caroube et mélangez.
④ Versez dans 2 petits ramequins et dégustez.

LE CONSEIL EN +

Si vous souhaitez une recette un peu plus sucrée (qui sera donc plus *low carb* que cétogène), ajoutez une pincée de stevia ou 3 cuil. à soupe de sève de kitul. Mais sachez que le beurre de cacao va donner un goût très doux, qui peut aisément remplacer le sucre.

FLAN À L'AMANDE

Pour 4 personnes
Préparation : 10 min
Cuisson : 35 à 45 min

Ingrédients : 6 œufs Bleu-Blanc-Cœur ; 1 litre de lait d'amande nature ; 6 cuil. à soupe de farine d'amande *low carb* (sur les sites Internet spécialisés) ; 2 gousses de vanille ; 1 cuil. à café de cannelle ; 1 cuil. à soupe d'huile de coco.

① Préchauffez le four à 180 °C (thermostat 6).
② Fendez les gousses de vanille dans la longueur et récupérez les petits grains noirs à l'aide de la pointe d'un couteau.
③ Battez les œufs avec les grains de vanille et la farine. Ajoutez progressivement le lait et la cannelle. Mixez le tout.
④ Graissez un plat avec l'huile de coco et versez-y la préparation. Faites cuire 35 à 45 minutes.

LE CONSEIL EN +

Pour un goût plus sucré, vous pouvez ajouter une pincée de stevia naturelle.

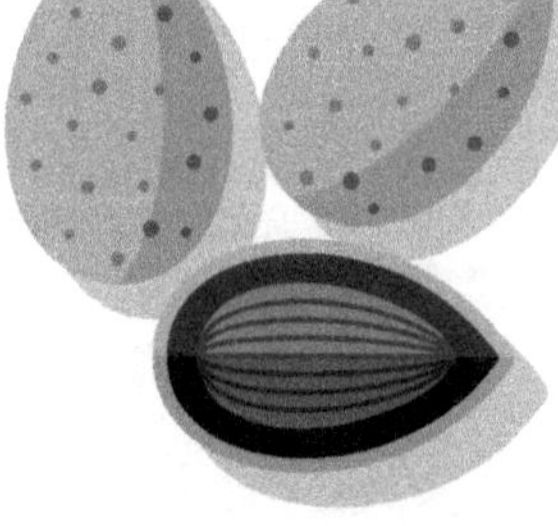

MOUSSE AU CHOCOLAT À LA CRÈME FOUETTÉE DE COCO

Pour 4 personnes
Préparation : 10 min
Cuisson : 10 min
Attente : 1 nuit + 2 h

Ingrédients : 200 g de pâte de cacao cru sans sucre (mélange de cacao cru et de beurre de cacao, marque RRRaw® ou Sol Semilla®) ; 1 boîte de lait de coco (400 ml) ; ½ cuil. à café de vanille en poudre ; 1 pincée de stevia (ou de sucre de coco) ; 1 pincée de sel d'Himalaya.

① La veille au soir, placez la boîte de lait de coco au réfrigérateur, à l'envers. Mettez également un saladier au réfrigérateur.
② Le lendemain, sortez la boîte de lait du réfrigérateur et remettez-la à l'endroit. Ouvrez-la et videz le liquide en surface. Prélevez la partie solide et mettez-la dans un saladier (pas celui que vous avez mis au réfrigérateur). Fouettez-la à l'aide d'un fouet électrique pendant 2 minutes. Ajoutez la vanille, la stevia (ou le sucre de coco) et le sel. Fouettez à nouveau pendant 1 minute.
③ Cassez la pâte de cacao en morceaux, que vous faites fondre tout doucement au bain-marie.
④ Une fois le chocolat fondu, versez-le dans le saladier que vous avez mis au réfrigérateur la veille. Ajoutez progressivement la crème fouettée et mélangez tout doucement afin de ne pas casser la crème.
⑤ Versez la mousse chocolatée dans 4 ramequins et placez-les au réfrigérateur pendant 2 heures.

PORRIDGES ET BOISSONS

PORRIDGE PROTÉINÉ AU SUCRE DE COCO

Pour 1 personne
Préparation : 5 min

Ingrédients : 200 ml de boisson végétale au choix, si possible maison (voir recettes p. 238) ; 2 cuil. à soupe de protéines végétales biologiques nature en poudre (riz, pois ou chanvre) ; 1 cuil. à soupe de farine d'amande *low carb* biologique ; 1 cuil. à soupe de graines de chia fraîchement moulues ; 1 à 2 cuil. à café de sucre de coco.

① Mélangez tous les ingrédients et dégustez.
② Variante : Vous pouvez remplacer la farine d'amande *low carb* par 1,5 cuil. à soupe de graines de chia fraîchement moulues, soit au total dans la recette 2,5 cuil. à soupe.
③ Vous pouvez aussi ajouter 1 cuil. à café de purée d'amande ou de noisette.

LES CONSEILS EN +

› Les protéines végétales en poudre se trouvent en magasins bio et sur certains sites spécialisés. Vérifiez qu'elles sont pures et, si possible, biogermées.
› La farine d'amande est moins riche en glucides que la poudre d'amande classique. Vous la trouverez sur des sites Internet spécialisés.

PORRIDGE COCO-CACAO

Pour 1 personne
Préparation : 5 min

Ingrédients : 200 ml de lait de coco ; 1 cuil. à soupe de protéines de pois ; 1 cuil. à soupe de farine d'amande ; 2 cuil. à soupe de graines de chia moulues ; 1 cuil. à soupe de cacao cru ; 1 cuil. à soupe d'huile de coco ; 1 cuil. à café de sucre de coco.

① Faites fondre l'huile de coco au bain-marie.
② Ajoutez tous les autres ingrédients dans votre bol, mélangez et dégustez.
③ Si vous souhaitez rendre cette recette cétogène, supprimez le sucre de coco, et ajoutez de la cannelle et 1 cuil. à café de purée de noisettes non sucrée.
④ Comme dans la recette précédente, la farine d'amande *low carb*, peut être remplacée par 1,5 cuil. à soupe de graines de chia moulues, en supplément de la recette originelle.

PORRIDGE AMANDE-CHANVRE-AÇAÏ

Pour 1 personne
Préparation : 5 min

Ingrédients : 200 ml de lait d'amande ; 1 cuil. à soupe de protéines de chanvre ; 2 cuil. à soupe de farine d'amande ; 1 cuil. à café de purée d'amande non sucrée ; 1 cuil. à soupe de graines de chia moulues ; 1 cuil. à café de maca ; 1 cuil. à café d'açaï.

① Mélangez tous les ingrédients.
② Dégustez.

JUS DE LÉGUMES

Pour 1 grand verre
Préparation : 5 min

Ingrédients : 1 concombre ; 2 branches de céleri ; 1 belle poignée de pousses d'épinards ; 1 petit morceau de gingembre frais ; ½ citron bio.

① Rincez le concombre (épluchez-le pour moins d'amertume). Rincez le céleri et les pousses d'épinards. Épluchez le gingembre. Pressez le citron.
② Passez tous les ingrédients à l'extracteur de jus, puis versez dans un grand verre et dégustez.

BOISSON CÉTO-CHOCOLATÉE

Pour 1 personne
Préparation : 5 min

Ingrédients : 2 cuil. à soupe de purée d'amande ou de noisette ; 1 cuil. à café à 1 cuil. à soupe d'huile de coco ou huile TCM ; 2 cuil. à café de poudre de cacao cru ; 200 ml d'eau de source.

① Versez la purée d'amande ou de noisette, l'huile de coco et le cacao cru dans une grande tasse.
② Ajoutez 200 ml d'eau de source chaude (entre 40 et 60 °C), mélangez et dégustez.

LE CONSEIL EN +

Cette boisson très rassasiante peut constituer un excellent petit-déjeuner.

CHICORÉE CÉTO

Pour 1 personne
Préparation : 5 min

Ingrédients : 2 cuil. à café de chicorée en poudre bio ; 2 cuil. à soupe de purée d'amande ou de noisette ; 1 cuil. à café d'huile de coco ; 200 ml d'eau de source chaude.

① Mixez tous les ingrédients, versez dans une grande tasse.
② Dégustez !

LE CONSEIL EN +

La chicorée est intéressante, car elle agit comme un prébiotique (elle contient de l'inuline qui nourrit les bonnes bactéries de la flore intestinale).

LAIT D'AMANDE MAISON À LA VANILLE

Pour 1 à 1,5 litre
Préparation : 5 min
Attente : 3 h ou 1 nuit

Ingrédients : une dizaine d'amandes ; 1 à 1,5 litre d'eau de source (+ un bol d'eau de source pour le trempage des amandes) ; 1 gousse de vanille.

① Faites tremper les amandes dans de l'eau de source pendant au moins 3 heures ou, mieux, toute une nuit. Rincez-les et égouttez-les, puis mixez-les en ajoutant 1 à 1,5 litre d'eau de source (en fonction de l'onctuosité désirée). Fendez la gousse de vanille en deux dans la longueur et grattez-en les grains à la pointe d'un couteau.
② Avec une passoire, filtrez le jus des amandes. Ajoutez dans ce jus la gousse de vanille grattée et ses petits grains noirs, et mélangez (sans mixer) pendant 30 secondes.
③ Versez le lait obtenu dans une bouteille en verre et conservez au frais pendant 3 à 4 jours.

LES CONSEILS EN +

› Pour mixer la boisson, vous pouvez utiliser un blender (puissant) ou une machine à lait végétaux (type Soyabella®).
› Réservez la pulpe d'amandes après filtrage. Elle est très riche en fibres et vous pourrez l'intégrer dans des puddings de chia ou d'autres desserts. Elle se conserve 2 à 3 jours au frais.
› Pour une version sucrée (et donc *low carb*), ajoutez aux amandes 3 dattes dénoyautées, réhydratées une nuit dans un bol d'eau de source à température ambiante puis égouttées.
› Pour un lait d'amande nature, il vous suffit de ne pas ajouter la vanille.

QUELQUES VARIANTES...

Sur le même principe, vous pouvez préparer de nombreux autres laits végétaux :

› **Lait de macadamia à la vanille :** une dizaine de noix de macadamia à réhydrater + 1 gousse de vanille + 1 litre d'eau de source + 2 dattes dénoyautées et réhydratées (facultatif, pour une version *low carb*).

› **Lait de sésame à la vanille :** 50 g de graines de sésame blanches + 1 gousse de vanille + 1 litre d'eau de source + 2 dattes dénoyautées et réhydratées (facultatif, pour une version *low carb*).

› **Lait de chanvre à la vanille :** 50 g de graines de chanvre + 1 gousse de vanille + 1 litre d'eau de source + 2 dattes dénoyautées et réhydratées (facultatif, pour une version *low carb*).

› **Lait de sacha inchi et noisette :** 15 à 20 graines de sacha inchi à réhydrater + 1 gousse de vanille + 1 litre d'eau de source + 1 cuil. à café de purée de noisette + 2 dattes dénoyautées et réhydratées (facultatif, pour une version *low carb*).

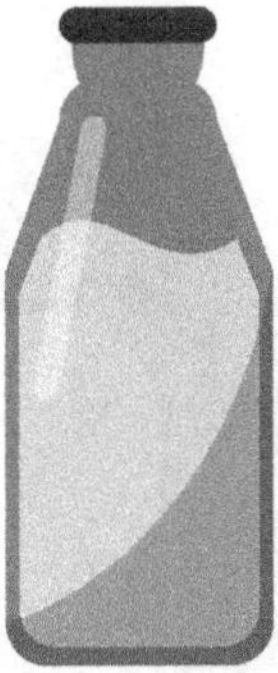

LAIT DE COCO MOUSSEUX

Pour 1 à 1,5 litre
Préparation : 15 min

Ingrédients : 1 grosse noix de coco ; de l'eau de source.

① Cassez la noix de coco et récupérez sa chair.
② Placez la chair dans un blender et mixez à haute puissance pendant 2 minutes avec de l'eau de source. Ajustez la quantité d'eau en fonction du résultat que vous souhaitez, plus ou moins onctueux.
③ Filtrez avec une passoire et versez le lait obtenu dans une bouteille en verre.

LES CONSEILS EN +

› Conservez au frais durant 2 à 3 jours.
› Vous pouvez remplacer une partie de l'eau de source par de l'eau de coco (pour une version *low carb*).
› Gardez la pulpe de noix de coco pour l'ajouter dans vos smoothies ! Elle se conserve au réfrigérateur pendant 1 semaine ou au congélateur pendant 1 mois.

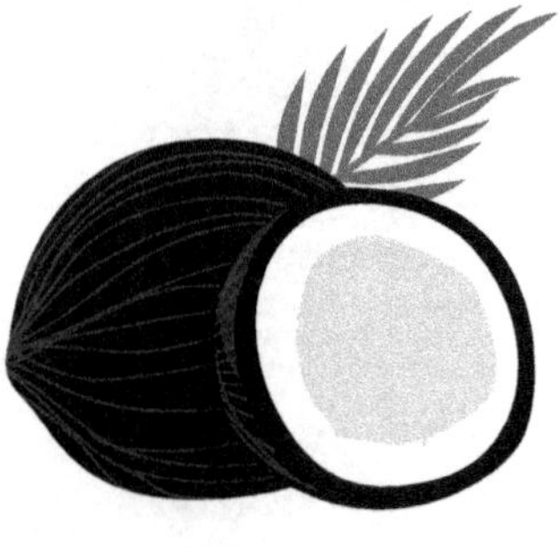

RESSOURCES

1. C. M. McCay *et al.*, « The effect of retarded growth upon the length of life span and upon the ultimate body size », *Journal of Nutrition*, 1935.

2. R. J. Colman *et al.*, « Caloric restriction delays disease onset and mortality in rhesus monkeys », *Science*, 2010.

3. Cheng C. W. *et al.*, « Fasting-mimicking diet promotes Ngn3-Driven beta-cell regeneration to reverse diabetes », *Cell*, 2017.

4. Morgan E. L. *et al.*, « Low protein intake is associated with a major reduction in IGF-1, cancer, and overall mortality in the 65 and younger but not older population », *Cell Metabolism*, 2014.

5. Mattson M. P., « Impact of intermittent fasting on health and disease processes », *Ageing Research Reviews*, 2016.

6. J. Gräff *et al.*, « A dietary regimen of caloric restriction or pharmacological activation of SIRT1 to delay the onset of neurodegeneration », *The Journal of Neuroscience*, 2013.

7. M. P. Mattson *et al.*, « Meal frequency and timing in health and disease », *PNAS*, 2014.

8. Betts J. A. E *et al.*, « The causal role of breakfast in energy balance and health: a randomized controlled trial in lean adults », *The American Journal of Clinical Nutrition*, 2014.

9. Fernemark H. *et al.*, « A randomized cross-over trial of the postprandial effects of three different diets in patients with type 2 Diabetes », *PLoS ONE*, 2013.

10. Kahleova H. *et al.*, « Meal frequency and timing are associated with changes in body mass index in adventist health study 2 », *The Journal of Nutrition*, 2017.

11. Étude dirigée par le Dr Benjamin Horne, de l'Intermountain Medical Center Heart Institute, présentée devant le Congrès annuel scientifique du Collège américain de cardiologie à la Nouvelle-Orléans et citée dans l'article « Routine periodic fasting is good for your health, and your heart, study suggests », *Science Daily*, 20 mai 2011.

12. A. Rodriguez *et al.*, « Acylated and desacyl ghrelin stimulate lipid accumulation in human visceral adipocytes », *International Journal of Obesity*, 2009.

13. Van Proeyen K. *et al.*, « Training in the fasted state improves glucose tolerance during fat-rich diet », *Journal of Physiology*, 2010 ; Iwyama K. *et al.*, « Exercise increases 24-h fat oxidation only when it is performed before breakfast », *EBioMedicine*, 2015.

14. Iwyama K. *et al.*, « Exercise before breakfast increases 24-h fat oxidation in female subjects », *PLoS One*, 2017.

15. Psilander N., Frank P., Flockhart M., Sahlin K., « Exercise with low glycogen increases PGC-1α gene expression in human skeletal muscle », *European Journal of Applied Physiology*, 2013.

16. Intermountain Medical Center, « Routine periodic fasting is good for your health, and your heart », study suggests, *ScienceDaily*, 2011.

17. Barnosky A. R., « Intermittent fasting *vs* daily calorie restriction for type 2 diabetes prevention: a review of human findings », *Translational Research*, 2014.

18. Keane K. N., « Molecular events linking oxidative stress and inflammation to insulin resistance and β-Cell dysfunction », *Oxidative Medicine and Cellular Longevity*, 2015 ; Mehta N. N., « Experimental endotoxemia induces adipose inflammation and insulin resistance in humans », *Diabetes*, 2010.

19. Xiaochao W. *et al.*, « Fatty acid synthase modulates intestinal barrier function through palmitoylation of mucin 2 », *Cell Host & Microbe*, 2012.

20. M. P. Mattson *et al.*, « Alternate day calorie restriction improves clinical findings and reduces markers of oxidative stress and inflammation in overweight adults with moderate asthma », *Free Radical Biology and Medicine*, 2007.

21. Walford R. L. *et al.*, « Calorie restriction in biosphere 2: alterations in physiologic, hematologic, hormonal, and biochemical parameters in humans restricted for a 2-years period », *The Journals of Gerontology*, Series A, *Biological Sciences and Medical Sciences*, 2002.

22. Mattson M., Wan R., « Beneficial effects of intermittent fasting and caloric restriction on the cardiovascular and cerebrovascular systems », *Journal of Nutritional Biochemistry*, 2005 ; Redman L. M., Ravussin E., « Caloric restriction in humans: impact on physiological, psychological, and behavioral putcomes », *Antioxidants & Redox Signaling*, 2011.

23. Étude dirigée par le Dr Benjamin Horne, de l'Intermountain Medical Center Heart Institute, présentée devant le Congrès annuel scientifique du Collège américain de cardiologie à la Nouvelle-Orléans et citée dans l'article « Routine periodic fasting is good for your health, and your heart », study suggests, *ScienceDaily*, 20 mai 2011.

24. B. D. Horne *et al.*, « Randomized cross-over trial of short-term water-only fasting: metabolic and cardiovascular consequences », *Nutrition, Metabolism and Cardiovascular Diseases*, 2013.

25. B. D. Horne *et al.*, « Usefulness of routine periodic fasting to lower risk of coronary artery disease among patients undergoing coronary angiography », *American Journal of Cardiology*, 2008.

26. Lee C. *et al.*, « Fasting cycles retard growth of tumors and sensitize a range of cancer cell types to chemotherapy », *Science Translational Medicine*, 2012.

27. Raffaghello L. *et al.*, « Starvation-dependent differential stress resistance protects normal but not cancer cells against high-dose chemotherapy », *Proceedings of the National Academy of Sciences*, 2008.

28. Marinac C. R. *et al.*, « Prolonged nightly fasting and breast cancer prognosis », *JAMA Oncology*, 2016.

29. Zhigang Lu *et al.*, « Fasting selectively blocks development of acute lymphoblastic leucemia via leptin-receptor upregulation », *Nature Medicine*, 2016.

30. Mattson M. P. *et al.*, « Dietary restriction increases the number of newly generated neural cells, and induces BDNF expression, in the dentate gyrus of rats », *Journal of Molecular Neuroscience*, 2000 ; Mattson M. P. *et al.*, « Dietary restriction normalizes glucose metabolism and BDNF levels, slows disease progression, and increases survival in huntingtin mutant mice », *Proceedings of the National Academy of Sciences*, 2003.

31. Li L., Wang Z., « Chronic intermittent fasting improves cognitive functions and brain structures in mice », *PLoS One*, 2013.

32. Choi I. Y., « Diet mimicking fasting promotes regeneration and reduces autoimmunity and multiple sclerosis symptoms », *Cells Report*, 2016.

33. C. Cheng *et al.*, « Prolonged Fasting reduces IGF-1/PKA to promote hematopoietic stem cell-based regeneration and reverse immunosuppression », *Cell Stem Cell*, 2014.

34. Qiao-Ping W. *et al.*, « Sucralose promotes food intake through NPY and a neuronal fasting response », *Cell Metabolism*, 2016.

35. http://staffprofiles.bournemouth.ac.uk/display/kmappleton#publications

36. Broussard J. *et al.*, « Sleep deprivation and fat feeding may reduce insulin action by similar mechanistic pathways », Abstract T-P-3275, présenté à l'Obesity Society Annual Meeting lors de la ObesityWeekSM 2015.

ANNEXE

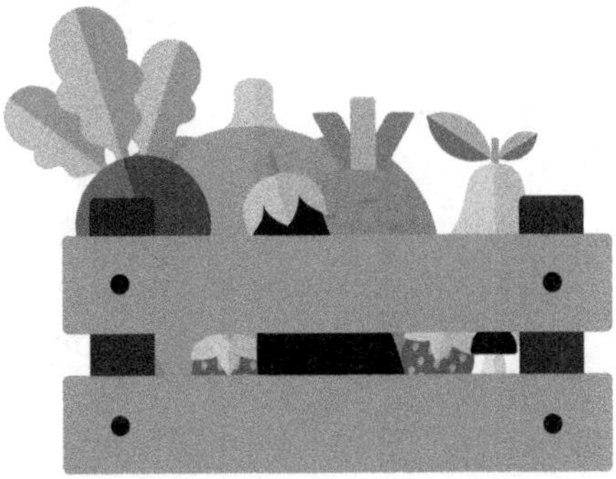

LES FRUITS ET LÉGUMES DE SAISON

Printemps

Fruits : citron, fraise, rhubarbe

Légumes : artichaut, asperge, blette, chou-fleur, concombre, cresson, endive, épinard, poireau, radis, salade

Été

Fruits : amande fraîche, cassis, fraise, framboise, groseille, mûre, myrtille, rhubarbe

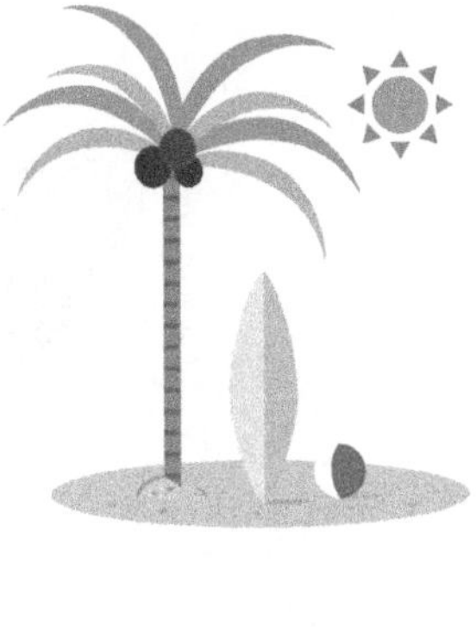

Légumes : artichaut, asperge, aubergine, blette, brocoli, céleri-branche, chou-fleur, concombre, courgette, cresson, épinard, fenouil, oseille, poivron, radis, salade, tomate

Automne

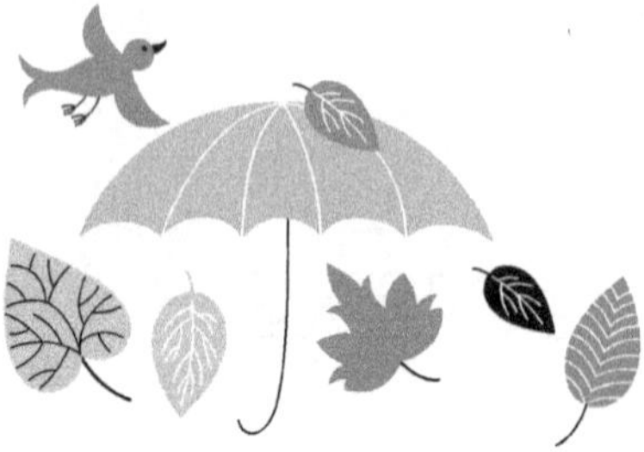

Fruits : amande sèche, canneberge, framboise, mûre, myrtille, noisette, noix fraîche/sèche

Légumes : artichaut, aubergine, blette, brocoli, céleri-branche, chou, chou-fleur, courge, courgette, cresson, endive, épinard, fenouil, poireau, poivron, potiron, salade, tomate

Hiver

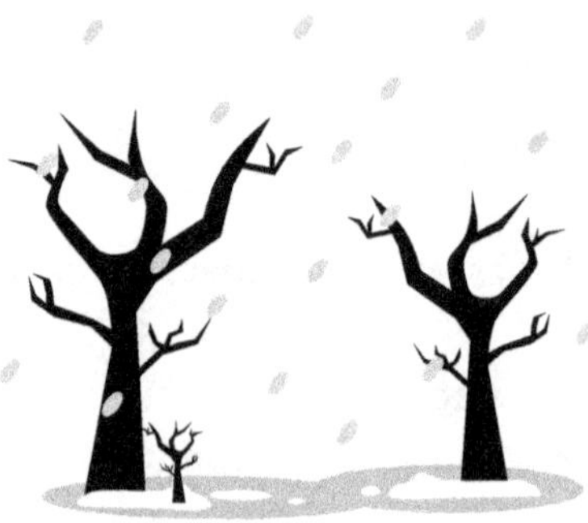

Fruits : citron

Légumes : chou, chou-fleur, courge, endive, épinard, fenouil, poireau, potiron, salade

TABLE DES MATIÈRES

Sommaire.......... 5

Introduction 7

PARTIE 1. LES GRANDS PRINCIPES DU FASTING : POURQUOI ET COMMENT PRATIQUER LE JEÛNE INTERMITTENT ?.......... 9

Chapitre 1

Manger moins et moins souvent pour être en meilleure santé 11

La frugalité, clé de la longévité.......... 11

Manger mieux et en toute conscience 12

Moins de calories, plus d'espérance de vie !.......... 12

À bas le mythe des 3 repas par jour ! 15

Des prises alimentaires inadaptées à nos besoins physiologiques 15

Habituer son corps à avoir moins faim.......... 17

Chapitre 2

Qu'est-ce que le fasting ?.......... 19

Jeûne classique *vs* jeûne intermittent 19

Les avantages du jeûne intermittent 21
Un jeûne plus doux 22
Un changement durable 22
Une habitude facile à suivre au quotidien 22
Deux manières de pratiquer le fasting 24
Le jeûne intermittent quotidien 25
Sauter le petit-déjeuner 25
Sauter le déjeuner 28
Sauter le dîner 29
Le jeûne intermittent hebdomadaire 31
Les 4 règles d'or pour un fasting réussi 34
1. Prenez en compte vos habitudes et contraintes quotidiennes 34
2. Plus le jeûne est prolongé, plus il est bénéfique 34
3. Soyez régulier, mais patient 35
4. Changez vos habitudes alimentaires 35

Chapitre 3
Comment le fasting agit sur notre production d'énergie 39
Le fonctionnement de notre métabolisme en temps normal 39
Les processus de stockage et de déstockage 40
Quand le stockage est permanent et que le déstockage ne se fait plus... 41
Les impacts du jeûne sur notre métabolisme 42
La cétose, comment ça fonctionne ? 44

Chapitre 4
Comment le fasting agit sur notre équilibre hormonal 47
Le rôle de l'insuline, hormone de la production d'énergie et du stockage 48
Mission n° 1 : la production d'énergie 48
Mission n° 2 : le stockage des excédents de glucose 50

Quel est l'impact du jeûne sur la production d'insuline ? 51
Le rôle de la leptine et de la ghréline, hormones de la satiété 52
Quel est l'impact du jeûne sur la leptine et la ghréline ? 53
Le rôle de l'AMPK, enzyme de la régulation du poids 53
Quel est l'impact du jeûne sur l'AMPK ? 54
Le rôle de l'hormone de croissance 55
Quel est l'impact du jeûne sur l'hormone de croissance ? 56
Le fasting, un secret anti-vieillissement ? 56
Le rôle du cortisol, hormone du stress 58
Quel est l'impact du jeûne sur le cortisol ? 59

Chapitre 5

Les bienfaits du fasting au quotidien 61
Perdre du poids sans malmener son corps 61
Pourquoi les régimes hypocaloriques sont-ils inefficaces ? ... 62
Une perte de poids saine avec le fasting 63
Vivre en meilleure santé et plus longtemps 64
La stimulation de l'autophagie et de la réparation cellulaire 64
Tri et recyclage cellulaire 65
Réparation cellulaire 65
Des enzymes qui renforcent la longévité 66
Booster et détoxifier son organisme 68
Optimiser les bienfaits de l'activité physique et sportive 69

Chapitre 6

Les bienfaits du fasting sur les maladies les plus courantes .. 75
Diabète de type 2 : améliorer la sensibilité à l'insuline 75
Quels sont les bienfaits du jeûne sur le diabète de type 2 ? 77
Maladies inflammatoires : réduire les marqueurs de l'inflammation 79

Quels sont les bienfaits du jeûne sur l'inflammation chronique ? ... 81
Maladies cardiovasculaires : réduire les facteurs de risques ... 82
Quels sont les bienfaits du jeûne sur les risques de maladies cardiovasculaires ? ... 84
Cancer : empêcher la survie des cellules cancéreuses ... 88
Santé cérébrale : booster le cerveau ... 92
Maladies auto-immunes : aider le corps à se réparer ... 95

PARTIE 2. LE FASTING EN PRATIQUE ... 99

Chapitre 1
Les infos essentielles à connaître avant de commencer un jeûne intermittent ... 103
Les contre-indications et précautions à prendre ... 103
Si vous suivez un traitement médical ... 104
Si vous souffrez ou avez souffert de troubles alimentaires (anorexie, boulimie...) ... 104
Si vous êtes enceinte ... 105
Si vous allaitez ... 106
Si vous souffrez d'insuffisance pondérale ou si vous avez perdu beaucoup de poids suite à une maladie ... 106
Chez un enfant ... 107
Les bons réflexes à adopter pour un jeûne intermittent efficace ... 108
Une phase de préparation indispensable ... 108
Priorité à l'hydratation ! ... 108
Adoptez les plantes coup de pouce ... 110
Soyez strict pendant votre période de jeûne ! ... 112
Si vous ressentez la faim... ... 114
Avant et après le jeûne, contrôlez votre alimentation ... 114

Pas de bon jeûne sans bon sommeil ! 116
Les effets délétères d'un mauvais sommeil 116
Les bienfaits d'un sommeil réparateur 117
Si vous voulez perdre du poids, soyez patient ! 118
Et après la phase de jeûne ? 119

Chapitre 2

Que mange-t-on avant et après le jeûne ? 121

Moins de glucides : les principes de base de l'alimentation *low carb* 121
Pourquoi l'excès de glucides est-il néfaste pour la santé ? ... 122
Comment réduire sa consommation de glucides ? 124
Par quoi remplacer le sucre ? 127
Plus de produits sains : les principes de base de l'alimentation hypotoxique 129
Évitez tous les produits industriels transformés 130
Privilégiez toujours les produits bio 130
Consommez des viandes bio, de bonne qualité, et sans excès 130
Faites le tri dans les poissons et les fruits de mer 134
Éliminez le gluten et les produits laitiers 135
Pourquoi se passer du gluten ? 136
Pourquoi se passer des produits laitiers ? 136
De l'importance d'augmenter votre consommation de bonnes graisses 138
Les AG saturés : préférez les sources végétales 139
Les AG mono-insaturés, bons pour la santé cardiovasculaire 141
Les AG polyinsaturés ou acides gras essentiels (AGE) : un équilibre à respecter 141
Le coup de pouce des super-aliments, hautement nutritionnels 143
Le cacao cru, une source exceptionnelle de minéraux 143

L'açaï, riche en antioxydants et acides gras 144
Le lucuma, l'or des Incas 145
La maca, pour ses propriétés tonifiantes 145
La spiruline, un cocktail nutritionnel d'exception 145
Le thé vert, l'astuce anti-stockage des graisses 146
Le rooibos, un concentré d'antioxydants protecteurs 147
Petit récapitulatif : concrètement, on mange quoi ? 148
Le petit-déjeuner 149
Formule n° 1 (petit-déjeuner de transition) 151
Formule n° 2 (petit-déjeuner de transition) 151
Formule n° 3 (petit-déjeuner de transition) 151
Formule n° 4 (*low carb high fat*) 152
Formule n° 5 (*low carb high fat*) 152
Formule n° 6 (*low carb high fat*) 152
Formule n° 7 (*low carb high fat*) 152
Le déjeuner 153
En entrée 153
En plat 153
En dessert 153
Le dîner 154
En plat 154
En accompagnement (facultatif, en phase de transition) ... 155
En dessert 155

PARTIE 3. PROGRAMMES SUR MESURE ET RECETTES SPÉCIALES JEÛNE INTERMITTENT 157

Chapitre 1

Vos 4 programmes de jeûne intermittent 161
La phase de préparation 161
Prenez l'habitude d'espacer davantage vos repas 161
Changez petit à petit vos habitudes alimentaires 162

Formule n° 1 : je saute le repas du matin 164
Petit rappel des principes de base 164
Votre plan de repas pour la semaine 165
Formule n° 2 : je saute le repas du midi 170
Petit rappel des principes de base 170
Votre plan de repas pour la semaine 171
Formule n° 3 : je saute le repas du soir 177
Petit rappel des principes de base 177
Votre plan de repas pour la semaine 177
Formule n° 4 : je jeûne 24 heures d'affilée 182
Petit rappel des principes de base 182
Votre plan de repas pour la semaine 183

Chapitre 2

Les recettes pour accompagner votre jeûne intermittent ... 189

Entrées 189
Anchois marinés au citron 189
Tartare d'algues fraîches 190
Guacamole 191
Tapenade d'olives noires 192
Gaspacho 193
Soupe de chou-fleur 194
Soupe de poireaux, radis et miso 195
Soupe au tofu et au miso 196
Chou lactofermenté 197
Velouté de courgettes 199
Concombre lactofermenté 200
Aubergines lactofermentées 201
Taboulé de chou-fleur 202
Faux-mage de noix de macadamia 203
Faux-mage de noix de cajou 204
Faux-mage de noix 205
Pesto 206

Pesto d'avocat à l'açaï 206
Crackers à la choucroute 207
Chips de kale 209
Plats et légumes 211
Tagliatelles de courgettes et boulettes végétales 211
Maquereaux à la moutarde 212
Fondue de poireaux aux épices indiennes 213
Brocoli au lait de coco, sésame et épices 214
Purée de chou-fleur 214
Pancakes de courgettes 215
Spaghettis de courgettes au pesto 216
Pizza céto-adaptée 217
Curry de légumes verts au lait de coco et tofu 219
Curry au chou-fleur et lait de coco 220
Flan de légumes 221
Tofu brouillé aux asperges vertes 222
Desserts 223
Pancakes à la farine de coco, purée choco-noisettes 223
Mousse de tofu soyeux aux noisettes et cacao 224
Pudding de chia à l'avocat et au cacao 225
Yaourt de graines de chia aux épices 226
Yaourt au lait de coco 227
Crème chocolat-noisettes 228
Yaourt de noix de cajou 229
Yaourts aux amandes 230
Mousse avocat-cacao 231
Flan à l'amande 232
Mousse au chocolat à la crème fouettée de coco 233
Porridges et boissons 234
Porridge protéiné au sucre de coco 234
Porridge coco-cacao 235
Porridge amande-chanvre-açaï 235
Jus de légumes 236

Boisson céto-chocolatée 236
Chicorée céto 237
Lait d'amande maison à la vanille 238
Lait de coco mousseux 240

Ressources **241**

Annexe **245**
Les fruits et légumes de saison 245
Printemps 245
Été 245
Automne 246
Hiver 246

Cet ouvrage a été achevé d'imprimer par
CPI Bussière en novembre 2017

Dépôt légal : novembre 2017
N° d'impression : 2032511

Imprimé en France

Des mêmes auteurs

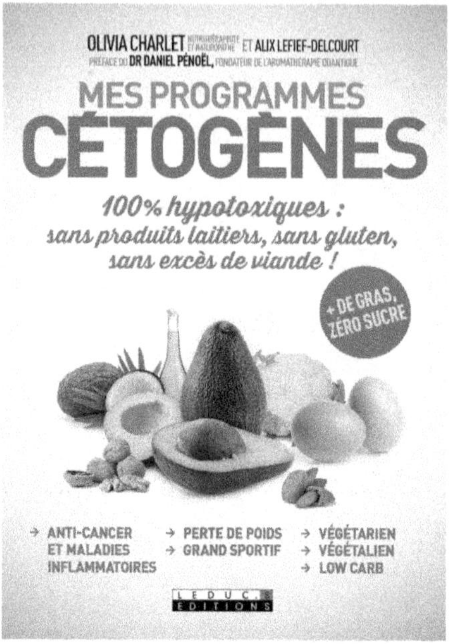

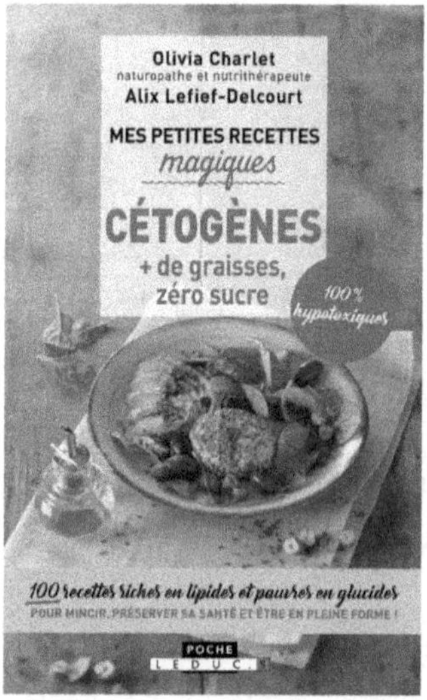

L'alimentation cétogène et hypotoxique n'aura plus de secrets pour vous !